GÜRTELROSE

Der gesundheitliche Ratgeber zu
Herpes zoster

von Anna Nilsson

Alle wichtigen Fakten zur Gürtelrose (Herpes zoster), Symptome, Diagnose und Therapie in der Schulmedizin, Unterstützung durch Homöopathie, Naturheilkunde und Alternative Behandlungen

Wichtiger Medizinischer Hinweis - Haftungsausschluss:
Die Inhalte des Buches sind von Fachautoren nach besten Wissen und aktuellem Wissenstand verfasst und recherchiert. Das Buch darf trotzdem nicht für eigenständige Diagnosen oder die Auswahl und Anwendung von Medikamenten oder Behandlungsmethoden verwendet werden. Für gesundheitliche Nachteile wird keine Haftung übernommen. Diagnose, Behandlung und Therapie muss immer von einem Arzt gestellt werden.

in Zusammenarbeit mit www.guertelrose-infektion.de

www.toorpedo.de
Herausgeber: Toorpedo Verlag, M.Foerster
Umschlagbildlizenz: © andreaobzerova - fotolia.com
Lektorat: A. Anthofer und P. Bartholome
Verantwortlich gemäß § 5 TMG: toorpedo Redaktion
ISBN-13: 978-1532701672
ISBN-10: 1532701675
CreateSpace

Inhalt

- Behandlung der Gesichtsrose
- Gürtelrose am After
- Gürtelrose im Genitalbereich
- Gürtelrose an den inneren Organe
- Die seltene beidseitige Gürtelrose

- In welchem Alter tritt die Gürtelrose auf?
- Gürtelrose bei Kindern
- Gürtelrose bei Jugendlichen
- Gürtelrose bei Senioren

Komplikationen
- Welche Komplikationen entstehen bei der Gürtelrose?
- Die postzosterische Neuralgie
- Folgeerkrankungen der Gürtelrose
- Akute Komplikationen
- Chronische Komplikationen
- Auswirkungen auf immungeschwächte Personen
- Komplikationen nach der Geburt

Krankheitsverlauf
- Wie verläuft eine Gürtelrose
- Beginn der Gürtelrose mit der Vorläuferphase (Prodromalphase)
- Akutphase der Gürtelrose
- Warum entstehen Zweit-Infektionen?

Diagnose und Arztbesuch
- Mit Gürtelrose-Anzeichen zum Arzt
- Wie erfolgen Untersuchungen und Diagnose bei Herpes Zoster?
- Wie erkennt der Arzt den Herpes Zoster?
- Herpes Zoster und Herpes simplex ähneln sich
- Wie erfolgt die Diagnose aus medizinischer Sicht?
- Welche anderen Diagnose-Verfahren existieren?
- Wie erfolgen die Differenzial-Diagnosen?
- Wie funktioniert der direkte Virusnachweis?

Behandlung und Therapien

Naturheilkunde und Homöopathie

Vorwort

Liebe Leserin, lieber Leser,

die auch Herpes Zoster genannte Gürtelrose gilt nicht als Krankheit, sondern als Reaktivierung bereits im Körper befindlicher Viren. Mein Name ist Anna Nilsson und ich freue mich über Dein Interesse an dem Thema.

In diesem Buch bekommst Du alle Informationen zur Gürtelrose, ich beschreibe die Hintergründe, Symptome und Behandlungsmöglichkeiten aus eigenen Erfahrungen und zeige Dir meinen persönlichen Weg zur Vorbeugung und unterstützenden Behandlung mit homöopathischen Mitteln.
Vor dem Lesen möchte ich Dich aber auf den medizinischen Haftungsausschluss hinweisen - wenn Du Anzeichen einer Erkrankung hast, musst Du immer einen Arzt aufsuchen.

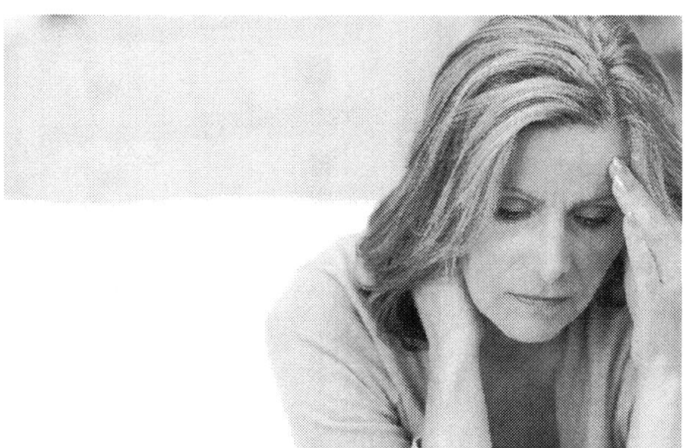

Bildnachweis 22

Die Gürtelrose

Einleitung

Bei der Gürtelrose handelt es sich um eine durch Viren verursachte Zweiterkrankung. Hierbei beklagen die Patienten ein Missempfinden auf der Haut, Schmerzen und Irritationen in dem Versorgungsgebiet der Nerven, welche die Erreger befallen. Aufgrund der Form des Ausschlags, der an eine Aneinanderreihung kleiner Rosetten erinnert, trägt die Erkrankung ihren Namen. Fachleute sprechen vom "Herpes zoster". Diese Bezeichnung stammt aus dem Griechischen und steht für die Gürtelrose.

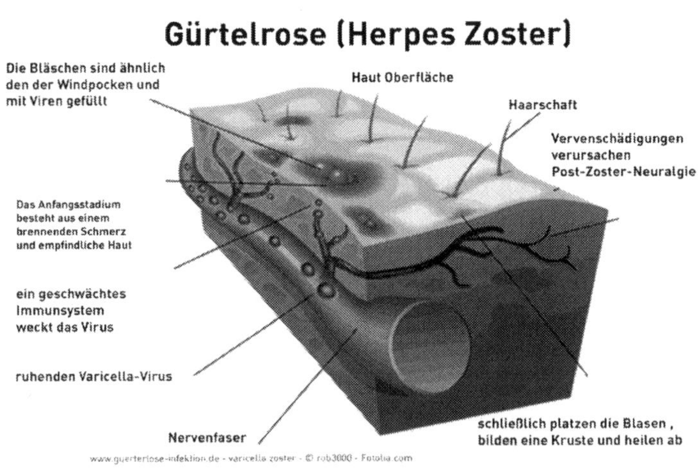

Bildnachweis 1

Wie und warum entsteht die Gürtelrose?

In meinem Buch informiere ich Dich sachlich zur Gürtelrose, ohne unbegründeten Ängsten Vorschub zu leisten. Daher erkläre ich Dir als Erstes die Ursachen einer Ansteckung mit dem Gürtelrose-Erreger. Die Erkrankung tritt ausschließlich bei Personen auf, die in ihrer Kindheit an den Windpocken erkrankten. Bei beiden Infektionen spielen die Varicella-Zoster-Viren eine entscheidende Rolle, da sie die Krankheiten auslösen.

Nach einer überstandenen Infektion mit den Windpocken bleiben die Erreger in den Zellen des Rückenmarks, wobei die Betroffenen keine Anzeichen einer Krankheit erkennen. Erst eine Schwäche des Immunsystems führt zu der Reaktivierung der Viren und zu dem Ausbruch der Gürtelrose. Tritt der Fall ein, verspürst Du vorerst allgemeine Krankheits-Symptome, zu denen beispielsweise Müdigkeit sowie Kopf- und Gliederschmerzen gehören.

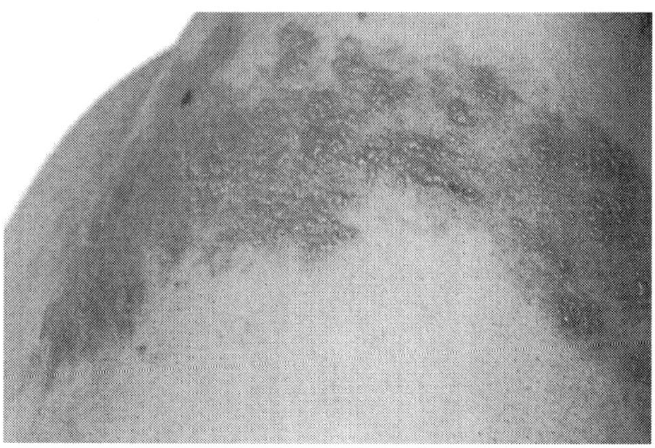

Bildnachweis 22

Zwei bis drei Tage nach den ersten Zeichen einer Erkrankung kommt es zu Empfindungs-Störungen in dem Hautgebiet, das die befallenen Nerven versorgen. Neben dem auftretenden Schmerz bemerken die Patienten den sich bildenden Ausschlag, der mit roten Bläschen und Entzündungen einhergeht. An welcher Körperstelle sich die Hautirritationen zeigen, hängt von den infizierten Nerven innerhalb des Organismus ab.

Medizinisches Wissen zur Gürtelrose

Definition der Gürtelrose

Der Herpes Zoster stellt eine virale Erkrankung dar, die bei den Betroffenen einen schmerzenden Ausschlag und Empfindungs-Störungen verursacht. Dabei besteht die Möglichkeit einer Infektion ausschließlich bei Menschen, welche die Varicella-Zoster-Viren bereits in sich tragen. Zu diesen gehören Personen, die im Kindesalter an den Windpocken litten. Im Regelfall bricht die Gürtelrose bei einer Schwächung des Immunsystems auf. Dies geschieht, wenn Du unter Stress stehst oder an einer Autoimmun-Erkrankung leidest.

Tritt der charakteristische Ausschlag in Form eines Gürtels auf, heilt er im Normalfall in zwei bis vier Wochen auch ohne medikamentöse Behandlung ab. Trotzdem erhält der Besuch bei einem Arzt Relevanz, um eine Therapie zeitnah zu beginnen. Auf die Weise reduzieren die Betroffenen das Risiko einer Komplikation, beispielsweise einer Folge-Infektion.

Hierbei spielt die Post-Zoster-Neuralgie eine Rolle, wobei es sich um im schlimmsten Fall chronische Nervenschmerzen handelt. Diese bleiben bestehen, obwohl die eigentliche Gürtelrose bereits abheilte. Der Herpes Zoster tritt bei älteren Patienten im Schnitt häufiger auf, daher besteht die Notwendigkeit, die Symptome zu erkennen.

Welche Erreger lösen die Gürtelrose aus?

Das Varizella-Zoster-Virus, das vorwiegend die Mediziner mit VZV abkürzen, löst die Gürtelrose aus. Hierbei entstehen aufgrund der Erreger zwei unterschiedliche klinische Krankheitsbilder. Bei einer exogenen Erstinfektion leidest Du an den Varizellen, die Du unter dem Namen Windpocken kennst. Unter einer exogenen Erst-Infektion verstehen die Ärzte in dem Fall eine Tröpfchen- oder Schmierinfektion. Das bedeutet, dass Du die Viren über Körperflüssigkeiten einer bereits infizierten Person, beispielsweise Speichel, aufnimmst.

Neben der Ansteckung von außen existiert die Möglichkeit, dass es zu einer endogenen Reaktivierung der Erreger kommt. Tritt diese Komplikation ein, handelt es sich nicht um eine erneute Krankheit. Stattdessen "erwachen" die Varizella-Zoster-Viren, die sich innerhalb des Organismus im Ruhe-Zustand befanden. Der Prozess findet ausschließlich im Körper statt – daher die Bezeichnung endogen. Als Folge des Rezidivs erkrankt das Individuum an Herpes Zoster.

Herpesvirus varicella-zoster

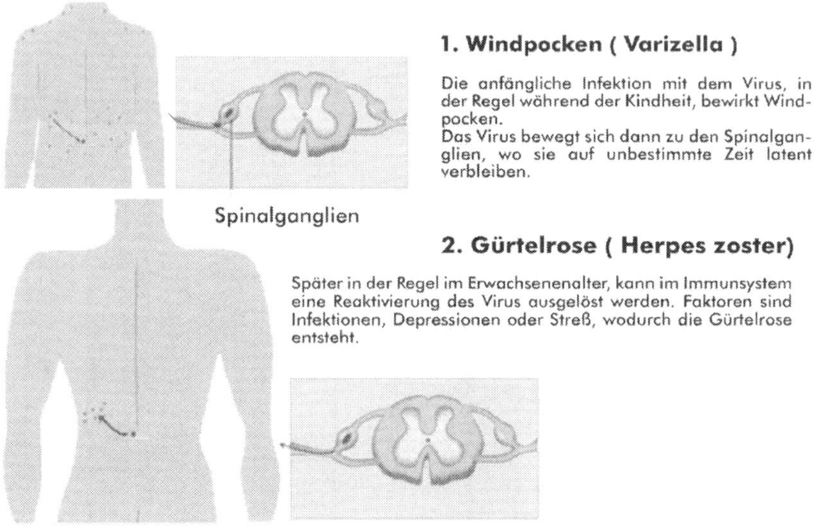

Bildnachweis 24

Im Volksmund heißt die Erkrankung Gürtelrose, da die Anordnung der entstehenden Pickelchen an einen Gürtel oder ein Band erinnert. Das Varizella-Zoster-Virus gehört zu der Familie der Herpesviridae. Hierbei handelt es sich um einen human-pathogenen Alpha-Herpesvirus. Dabei bedeutet der Begriff "human-pathogen" die ausschließliche Fähigkeit der Erreger, einen menschlichen Organismus zu befallen. Demnach verfügt Varizella Zoster über ähnliche Eigenschaften wie der Herpes simplex 1 und 2.

Alle drei Virustypen sorgen nur für eine Infektion menschlicher Wirte. Jedoch besteht im gleichen Fall die Option, dass eine inapparente oder asymptomatische Infektion erfolgt. Das bedeutet, dass sie nicht zu einer Erkrankung führt. Stattdessen existiert ausschließlich eine stille Infektion. In der Regel behält der Virus Varizella-Zoster seine Infektiosität innerhalb des menschlichen Körpers. Demnach besteht für einen erkrankten Menschen die Möglichkeit, seine Mitmenschen durch eine Schmierinfektion anzustecken.

Außerhalb des Organismus hängt die Überlebens-Fähigkeit der Erreger von den Bedingungen in der Umgebung ab. Stimmen diese Faktoren, behalten die Viren ihre Infektiosität über einen Zeitraum von mehreren Tagen. Unter der Bezeichnung verstehen die Mediziner die Fähigkeit eines Pathogens, also eines Erregers, einen Wirt zu infizieren.

Wie stellt sich die Epidemiologie des Herpes Zoster dar?

In diesem Abschnitt versuche ich, Dich über die Epidemiologie der Gürtelrose aufzuklären. Der Begriff bezeichnet eine wissenschaftliche Disziplin, die sich mit den Ursachen und Folgen einer bestimmten Krankheit beschäftigt. Demnach konzentrieren wir uns auf den Umstand einer einmaligen Reaktivierung der Herpes-Zoster-Erreger. Ausschließlich bei 20 Prozent der seropositiven Patienten reaktivieren sich die Varizella-Zoster-Viren.

In der Regel leiden die Betroffenen ausschließlich einmal im Leben an einer Erkrankung, welche die Varizella-Zoster-Viren auslösen. Daran bemerkst Du, dass eine Reaktivierung der Erreger nur unter bestimmten Umständen stattfindet. Beispielsweise führen physischer und psychischer Stress zu einer Schwächung der körpereigenen Immunabwehr. In dem Fall besteht für die im Organismus ansässigen Viren die Chance, sich erneut in eine aktive Form zu begeben.

Eine zweimalige Reaktivierung des Virus Varizella-Zoster kommt ausschließlich bei immundefizienten Personen vor. Hierbei möchte ich Dir das Fachwort "immundefizient" näher erläutern, um Unklarheiten zu vermeiden. Unter dem Begriff "Immundefizienz" verstehst Du einen Defekt des Immunsystems. Zahlreiche Autoimmun-Krankheiten sorgen für eine chronische Schwäche der Leukozyten, die als Abwehrkräfte in Deinem Körper fungieren. Leidest Du an einem solchen Immundefekt, erweist sich Dein Organismus anfälliger gegenüber unterschiedlichen Infekten.

Dazu gehört beispielsweise der Herpes Zoster. Der Ausschlag tritt bei Patienten mit schwacher Immunabwehr in zwei Dermatomen oder sogar zweimal im selben Dermatom auf. Seltener kommt es vor, dass die Mediziner die Gürtelrose drei- oder mehrmals bei einem Betroffenen diagnostizieren. Der Umstand unterscheidet die Varizella-Zoster-Viren trotz der gleichen Subfamilie von den Herpes-simplex-Erregern. Diese lösen bei den erkrankten Personen bis zu 300 symptomatische und asymptomatische Reaktivierungen aus.

Des Weiteren tritt der Herpes simplex selbst bei Menschen mit einer gesunden Immunabwehr mehrmals während eines Lebenszyklus auf. In dem Fall senkt sich das Rezidiv-Risiko kontinuierlich, wobei die Wahrscheinlichkeit, an Herpes Zoster zu erkranken, bei älteren Personen ansteigt. Im Prinzip besteht in jedem Lebensalter die Möglichkeit, eine Gürtelrose zu bekommen. Hierbei erhöht sich die Inzidenz der Krankheit gleichmäßig bis zu dem Erwachsenenalter.

Danach kommt es zu einem konstanten Prozentsatz erkrankter Betroffener in einem Jahr. Im Regelfall behandeln die Mediziner von 1.000 Patienten zwei bis drei Fälle wegen des Auftretens von Herpes

Zoster. Hierbei befinden sich die Leidenden in einem Lebensabschnitt vor dem Erreichen des 40. Lebensjahrs. Erst in der Zeit danach häufen sich die Fälle einer Herpes-Zoster-Infektion. Ab dem 50. Lebensjahr steigt der Prozentsatz auf fünf von 1.000 Patienten an.

Des Weiteren besteht für die 60 bis 80-Jährigen ein erhöhtes Risiko, eine Reaktivierung der Varizella-Zoster-Viren zu erleiden. Auf 1.000 Personen kommen bei den über 80-Jährigen mindestens zehn Betroffene, die Symptome für die Gürtelrose aufweisen. Zu dem Ergebnis kommt eine im Jahr 1965 durchgeführte Studie namens "The Nature of Herpes Zoster: A Long-term Study and a New Hypothesis".

Laut den Untersuchungen des Wissenschaftlers Hope-Simpson erkrankt die Hälfte aller Menschen, die das 85. Lebensjahr erreichten, zu einem beliebigen Zeitpunkt ihres Lebens an der Gürtelrose. Hierbei verstärkt jede Form einer Immundefizienz das Risiko einer Erkrankung. Beispielsweise bestätigen die Wissenschaftler Feldman und Hughes in ihrer Publikation "Herpes Zoster in children with cancer", dass 15 Prozent aller Kinder mit Leukämie einmal im Leben an Herpes Zoster erkranken.

Der Varizella-Zoster-Virus

Bei dem Varizella-Zoster-Virus handelt es sich um ein doppelsträngiges DNA-Virus, das über eine zusätzliche Behüllung verfügt. Demnach stellen die Erreger eine dsDNA dar und zählen aus dem Grund zu der Familie der Herpesviridae. Der Begriff Alpha-Herpesviridae weist auf die Unterfamilie der Viren hin. Als übergeordnete Gattung präsentiert sich der Varicellovirus. Sämtliche Erreger aus der Familie verfügen über ein ikosaedrisches Kapsid. Dabei handelt es sich um eine Proteinhülle, die aus mehreren dreieckigen Flächen besteht.

Um diese führt eine zusätzliche Hüllmembran. Zwischen den beiden Schichten existiert eine Besonderheit, das die Varizella-Zoster-Viren von anderen Erregern abhebt. Dabei besitzt die spezielle Virenform ein Tegument aus amorphem Proteinmaterial. Die exakte Funktion dieses anatomischen Extras kennen die Wissenschaftler bisher nicht. Tatsächlich verfügen die Varizella-Zoster-Viren jedoch über eine enge Verwandtschaft mit den Herpes-simplex-Erregern.

Trotzdem existiert zwischen beiden Arten keine Kreuzprotektion. Diese Bezeichnung leitet sich von der Kreuzimmunität ab, was bedeutet, dass Du nach einer Herpes-simplex-Infektion nicht gegen den Herpes Zoster immun bist. Die Gemeinsamkeiten beider Virenarten genügen nicht, um die im Blut befindlichen Antikörper bei beiden Formen in Bereitschaft zu versetzen. Stattdessen kommen Deine Leukozyten erst bei einer Windpocken-Infektion mit den Varizella-Zoster-Viren in Kontakt.

In dem Zusammenhang entsteht die Immunität gegen die Erreger. Später erweist es sich somit für Dich als unmöglich, erneut an den

Varizellen zu erkranken. Stattdessen kommt es unter Umständen zu einer Aktivierung der latenten Viren. Dieses Phänomen stellt keine Zweitinfektion dar. Demnach zählt die Gürtelrose im weiteren Sinn nicht zu den Krankheiten, sondern ausschließlich zu einer reaktiven Erscheinung.

Stellt nur der Mensch den Reservoir-Wirt dar?

Laut dem derzeitigen Stand der Medizin ist der Mensch das einzige bekannte Reservoir für die Varizella-Zoster-Viren. Folglich kommt es ausschließlich bei zwischenmenschlichen Kontakten zu einer Ansteckungsgefahr. Der Erreger besitzt keine Chance, sich auf einen Zwischenwirt – beispielsweise ein Tier – zu übertragen und von diesem auf den Hauptwirt überzugehen. Demnach reicht es aus, eine an den Varizellen erkrankte Person in Quarantäne zu behalten, um eine Verbreitung der Krankheit zu vermeiden.

Ebenso besteht auf diese Weise die Möglichkeit, vorwiegend bei Kindern eine Epidemie einzugrenzen. Alternativ entschließen sich viele Eltern zu einer Windpocken-Party. Eventuell hast Du bereits in Kindergärten oder Krippen von dem Begriff gehört. Hierbei besuchen zahlreiche Sprösslinge einen von den Windpocken infizierten Schulkameraden und stecken sich bei ihm an. Somit profitieren die kleinen Patienten von einer Immunität den Varizella-Zoster-Viren gegenüber, sobald sie die Erkrankung erfolgreich überstehen.

Mittlerweile besagen Schätzungen, dass knapp 90 Prozent aller über 14-jährigen europäischen Kinder Träger der Varizella-Zoster-Viren darstellen. Hierbei zeigt sich, dass die Windpocken, durch die der

Erreger in den Organismus eindringt, vorrangig im Kindesalter auftreten. Die von dem Virus Varizella-Zoster ausgelösten Krankheiten verlaufen ausschließlich in seltenen Fällen tödlich. Dies geschieht nur bei enorm immun-supprimierten Menschen. Hierbei leiden die Betroffenen an einem stark geschwächten Immunsystem.

Zudem existiert die Möglichkeit, dass die Krankheit bei einer nicht erfolgten Doppelinfektion oder Sekundärinfektion mit dem Exitus des Patienten endet. Der Umstand beweist, dass sich die Erreger stark an den Menschen als ihren Reservoirwirt anpassen. Schließlich lagern sie sich innerhalb des Organismus an die Ganglien an. Überlebt der betroffene Patient die Erstinfektion mit dem Virus nicht, sterben die Fremdkörper zusammen mit dem Leidenden.

Daher erweist sich die Schädigung des Reservoir-Wirts für die Erreger nicht als wünschenswerter Effekt. Die Varizella-Zoster-Viren benötigen den menschlichen Körper, um sich in ihm zu vermehren. Demnach nutzen die Viren den Patienten gleichzeitig als Brutstätte. Hierbei stellen die dadurch ausgelösten Erkrankungen – also die Windpocken und die reaktivierte Gürtelrose – ausschließlich Nebeneffekte der Infektion dar.

Trotzdem besteht auch in hoch entwickelten Industrieländern die Option, dass eine Ansteckung mit den Erregern tödlich verläuft. Die Wahrscheinlichkeit, einer Infektion mit den Viren zu erliegen, steigt mit zunehmendem Alter. Laut den Wissenschaftlern des Robert-Koch-Instituts besteht ein Risiko von 31 zu 100.000. Das bedeutet, dass bei 100.000 infizierten Personen die Möglichkeit besteht, dass 31 von ihnen an der Krankheit sterben.

Unter welchen Bedingungen kommen die Varizella-Zoster-Viren vor?

Der Virus Varizella-Zoster zählt zu den anspruchslosen Erregern. Demnach überleben die Viren bei unterschiedlichen Umwelt-Bedingungen. Aus dem Grund präsentiert sich die Erkrankung Gürtelrose weltweit verbreitet. Vorwiegend der Ansteckungsweg über die Schmierinfektion sorgt dafür, dass sich die Erreger schnell ausbreiten. Daher besteht für erkrankte Personen die Notwendigkeit der Quarantäne. Durch den häufigen Kontakt mit anderen Menschen erhöht sich das Risiko der Ansteckung.

Leidest Du an der Krankheit, vermeidest Du es, mit anderen Personen auf Tuchfühlung zu gehen. In dem Fall platzen die charakteristischen Herpes-Zoster-Bläschen auf und die gelbliche Flüssigkeit tritt aus. Somit kommen im schlimmsten Fall gesunde Menschen mit dem Sekret in Kontakt. Ausschließlich bisher nicht infizierte Personen erkranken an den Windpocken.

Ebenso wie die Gürtelrose kommt es bei den Varizellen zu einer weltweiten Infektiosität. Vorwiegend in Deutschland besteht die Krankheit als typische Infektions-Erkrankung im Kindesalter. Dabei ergibt sich prinzipiell die Möglichkeit, die Windpocken durch eine Impfung zu vermeiden. Vor der Zeit der allgemeinen Impf-Empfehlung kam es im Schnitt zu 750.000 Windpocken-Infektionen innerhalb eines Jahres. Dabei erhöht sich die Wahrscheinlichkeit einer Ansteckung bereits nach dem Verschwinden der maternalen Antikörper.

Diese bestehen als Abwehrkräfte der Mutter, die in der Regel bis zum zweiten oder dritten Lebensmonat des Kindes nachwirken. Aus dem

Grund verfügen Babys über einen Grundschutz bestimmter Erkrankungen, zu denen beispielsweise die Windpocken gehören. Sobald sich diese Immunabwehr abbaut, erhöht sich die Häufigkeit der Varizellen-Erkrankung bei Kindern. Bereits im Schulalter zeigen sich aus dem Grund zahlreiche Kinder seropositiv. Den Fachbegriff verwenden die Ärzte für Individuen, die bereits über Antikörper für den Varizella-Zoster verfügen.

Bei den Erwachsenen liegt der Prozentsatz der Menschen, welche die Antikörper besitzen, bei 95 Prozent. Daher tritt die Reaktivierung der Erreger, also die Erkrankung Herpes Zoster, gehäuft bei älteren Personen auf. In der Regel befinden sich diese bereits in ihrem fünften Lebensjahrzehnt. Experten vermuten, dass knapp 20 Prozent der deutschen Bevölkerung in ihrem Leben einmal an einer Zoster-Infektion erkranken.

Wie lässt sich die Gürtelrose beschreiben?

Die durch die Varizella-Zoster-Viren ausgelöste Erkrankung Gürtelrose zählt zu den Herpes-Infektionen. Der Grund besteht in den Erregern, die der Gruppe der Herpesviren angehören und beispielsweise die Windpocken verursachen. Erkrankst Du an dem Herpes Zoster, entsteht auf der von den befallenen Nerven versorgten Hautstelle ein typischer Ausschlag. In den unterschiedlichen Entwicklungs-Stadien verändern sich die auftretenden Rötungen sowie die charakteristischen Herpes-Zoster-Bläschen.

Zudem verändert sich das Missempfinden auf der Epidermis. Dieser Begriff bezeichnet die oberste Hautschicht. Einige meiner Patienten beschreiben ein brennendes oder juckendes Gefühl, während andere über Taubheit auf der Haut klagen. Als typisches Symptom des Herpes Zoster bestehen starke Schmerzen, die mit einem dumpfen Pochen oder Zwicken einhergehen.

Den Namen Gürtelrose trägt die Infektion aufgrund der Form des entstehenden Ausschlags. Dieser tritt in der Regel als streifenförmige Aneinanderreihung der roten Pusteln auf. Alternativ bemerken die Patienten die Pickelchen als eng gruppierte Rosetten. Früher trug die Erkrankung auch die Bezeichnung Wundrose, da die Bläschen vorwiegend bei starker Berührung zu Blutungen neigen. Im Regelfall entsteht die Gürtelrose einseitig auf dem Rücken oder entlang der Brustwand. Jedoch besteht die Möglichkeit, dass der Herpes Zoster an anderen Körperstellen ausbricht.

Beispielsweise stellen Arme, Beine oder der Intimbereich betroffene Regionen der Infektion dar. In schlimmeren Fällen tritt die Viruserkrankung im Bereich des Gesichts auf, wobei das Risiko von Komplikationen ansteigt. Befallen die Erreger den Hör- oder Sehnerv besteht die Gefahr, die entsprechenden Sinne vorübergehend einzubüßen.

Des Weiteren existiert eine seltene Form des Herpes Zoster, die ohne den Ausschlag einhergeht. Die Mediziner bezeichnen die Krankheit in dem Fall als "Zoster sine herpete". Hierbei stellen die für den Zoster typischen Schmerzen das einzige Anzeichen einer Erkrankung dar.

Wie manifestiert sich der Herpes Zoster an der Haut?

Vor der Manifestation des Herpes zoster an der Haut bemerken die betroffenen Patienten in 80 Prozent der Fälle ein Prodromalstadium. Dieses umfasst einen Zeitraum von drei bis fünf Tagen, wobei keine einheitliche Symptomatik in dem Zeitfenster existiert. In der Regel beklagen sich die erkrankten Personen folgende Merkmale:

- Abgeschlagenheit,
- Müdigkeit,
- allgemeine Beschwerden
- und leichtes Fieber.

Vorwiegend in dieser Anfangsphase kommt es in vielen Fällen zu einer Fehldiagnose, da sich die Schmerzen vielfältig ausgeprägt darstellen. Aufgrund von brennenden Beschwerden und Parästhesien schätzen die Patienten die Schmerzquelle fehlerhaft ein. Hierbei fragst Du Dich vielleicht, wie es zu dem Phänomen kommt. Abhängig von dem betroffenen Dermatom fühlen sich die charakteristischen Zosterschmerzen unterschiedlich an.

Daher geben die subjektiven Einschätzungen der Betroffenen in zahlreichen Fällen Anlass zu Diagnosen wie:

- eine Nierenkolik,
- ein Herzinfarkt,
- Diskusprolaps,
- Appendizitis,
- einer Gallenkolik
- oder Cholezystitis.

Die Fehleinschätzungen erhalten zusätzliche Nahrung, wenn die prodromalen vom Dermatom abhängigen Schmerzen ohne die typischen Herpes-Zoster-Effloreszenzen auftreten. Wie ich bereits in vorherigen Abschnitten erwähnte, handelt es sich in dem Fall um eine Gürtelrose ohne Symptome. Die Mediziner verwenden für das Krankheitsbild die Bezeichnung "Zoster sine herpete".

Jedoch tritt der Zoster sine herpete ausschließlich in seltenen Fällen auf. Im Regelfall bildet sich die Gürtelrose mit dem typischen Herpes-Zoster-Exanthem in einem bestimmten Hautareal. Bemerkst Du den Ausschlag ausschließlich in einem Dermatom, handelt es sich um den charakteristischen Zoster segmentalis. Hierbei kommt es vor, dass Du Überlappungen in dem Dermatombefall beobachtest. Das heißt, dass sich die für die Gürtelrose typischen Bläschen auf zwei aneinandergrenzende Hautstellen ausbreiten.

Im Gegensatz dazu erhält eine Herpes-Zoster-Hautveränderung mit einer Überschreitung der Körpermitte einen Seltenheitswert. Die Ärzte bezeichnen den Zustand als Zoster duplex. Eine asymmetrische Verteilung auf mehrere Hautsegmente stellt im gleichen Fall eine Rarität dar. Hierbei besteht die Möglichkeit eines Gürtelrose-Befalls auf beiden Körperseiten.

Bildet sich der Herpes Zoster aus, entwickelt sich im Normalfall ein schmerzhaftes Erythem, das in dem entsprechenden Nervensegment (Dermatom) ausschließlich schubweise zutage tritt. In seiner Form ist der Ausschlag zunächst asymmetrisch und unilateral, wobei vorerst diskrete Flecken und Hautrötungen entstehen. Innerhalb von zwölf Stunden bis zu einem Tag gruppieren sich die einzelnen Erytheme, bis sich die charakteristischen Herpes-Zoster-Bläschen zeigen. Erst nach zwei bis vier weiteren Tagen entsteht eine Konfluenz der Pickelchen.

In der Medizin bedeutet eine Konfluenz eine Verschmelzung von Gewebe. Das Phänomen bemerkst Du nur bei entzündlichen Hautveränderungen. Kommt es zu einem Verbund der Gürtelrose-Pusteln, trüben die einzelnen Bläschen bereits nach drei weiteren Tagen ein. Leidest Du an dem Herpes Zoster in diesem Stadium, vermeidest Du das Ausüben von Druck auf der betroffenen Hautstelle. Nach dem Eintrüben erhöht sich das Risiko, dass die Pickelchen platzen und die eitrige Flüssigkeit, welche die Varizella-Zoster-Viren enthält, austritt.

In einem Zeitraum von einer Woche bis zu zwölf Tagen trockenen die Herpes-Zoster-Bläschen ab. In der Regel lösen sich die Krusten bei immunologisch gesunden Personen nach vierzehn Tagen bis zu drei Wochen. Chronische Verläufe der Erkrankung sowie dauerhaft bestehende Hautveränderungen erweisen sich vorwiegend bei Betroffenen mit einer geschwächten Immunabwehr als möglich. Zusätzlich leiden diese Patienten an einer wiederholten Bläschen-Eruption.

Wo lokalisiert sich der Herpes Zoster?

In der Regel besteht für alle Dermatome das Risiko einer Herpes-Zoster-Hautveränderung. Jedoch möchte ich Dich darauf hinweisen, dass sich die Gürtelrose in den meisten Fällen als Zoster thoracicus manifestiert. Zusätzlich tritt der Herpes Zoster häufig im Bereich des Kopfes auf. Hierbei belegt die bereits von mir erwähnte Studie von Hope-Simpson die Befallshäufung in dem Areal der thorakalen Dermatome. 50 bis zu 56 Prozent aller Gürtelrose-Erkrankungen lokalisieren sich in dem Bereich.

Fragst Du Dich, welche die thorakalen Dermatome darstellen, kläre ich Dich auf unkomplizierte Weise auf. Der Begriff "thorakal" bezeichnet die Hautareale auf dem Thorax, also auf der Körpermitte. In der Regel meinen die Ärzte den Brustkorb oder den mittleren Rücken, wenn sie die Bezeichnung verwenden.

Manifestiert sich die Erkrankung im Kopfbereich, befinden sich die Varizella-Zoster-Viren in den Innervations-Bereichen des Nervus trigeminus. Weitere Hirnnerven, welche die Erreger häufig befallen, stellt beispielsweise der Nervus VII sowie der Nervus VIII dar. In 20 Prozent der Fälle bildet sich der charakteristische Ausschlag an den von dem Nervus trigeminus versorgten Hautstellen.

Dagegen existieren Areale, welche die Gürtelrose seltener befällt. In abfallender Reihenfolge stelle ich Dir diese vor:

- zervikale Segmente,
- lumbale Areale
- und sakrale Segmente.

Neben einer eindeutigen Lokalisation der Viren besteht die Möglichkeit, dass es zu einer Streuung der Erreger kommt. Hierbei gelangen die Varizella-Zoster-Viren durch das Blut in verschiedene Körperstellen. In dem Fall leiden die betroffenen Patienten an dem Zoster disseminatus. Jedoch diagnostizieren die Mediziner diese Form der Gürtelrose ausschließlich bei einem bis zu zwei Prozent der immunkompetenten Personen.

Im Gegensatz zu den Patienten mit einem gesunden Immunsystem verfügen Betroffene mit einer schwachen körpereigenen Abwehr über ein höheres Risiko, an dem ganzheitlichen Herpes Zoster zu erkranken. Bei dem Zoster disseminatus erscheinen die Bläschen und Knötchen in einer nicht dermatomalen Anordnung. Das bedeutet, dass der Ausschlag beispielsweise innere Organe sowie das Nervensystem befällt. Eine Abgrenzung der Hautveränderungen zu den Windpocken ist schwierig.

Daher fehlen bei dieser Form der Gürtelrose die relevanten Unterscheidungs-Merkmale des Herpes Zoster. Zu ihnen zählen vorrangig die asymmetrische Anordnung des Zoster-Exanthems sowie die synchrone Entwicklung des Ausschlags. Hierbei folgen die Hautveränderungen einer Struktur, die mit den Erythemen beginnt, danach folgen die pustulösen Bläschen. Zum Schluss entstehen die krustösen Effloreszenzen. Ausschließlich die Reihenfolge unterscheidet den Herpes Zoster von anderen Exanthemen.

Ohne den typischen Verlauf der Erkrankung besteht die Möglichkeit, den Ausschlag zu verwechseln. Beispielsweise weisen Patienten, die an AIDS oder einem Tumor leiden, ähnliche Hautveränderungen auf. Jedoch existiert bei den Krankheiten kein synchroner, stadienartig verlaufender Ausschlag, sondern eine ganzheitliche Reizung. Demnach ähneln diese Erkrankungen dem Zoster disseminatus.

Wie entsteht die Gürtelrose?

Anfangsphase

Der Erreger Varizella Zoster sorgt für den Ausbruch zweier Krankheiten. Hierbei stehen die, auch Varizellen genannten, Windpocken und die, als Herpes Zoster bezeichnete, Gürtelrose im Vordergrund. Bei einer Erstinfektion mit den Viren entstehen immer die Windpocken, die in einigen Fällen ohne Symptome verlaufen und nach vierzehn Tagen abheilen. Selbst nach dem Abklingen der Erkrankung bleibt der Erreger als latenter Virus im Körper des Patienten. Aufgrund des inaktiven Zustands des Varizella Zosters bemerken die Betroffenen keine Anzeichen einer Krankheit.

Der Grund besteht in dem Immunsystem, das die Viren nicht vernichten, aber eindämmen kann. Auf die Weise "schläft" der Erreger, bis es zu einer Schwäche der Immunabwehr kommt. Sobald die Abwehrkräfte des Organismus an Stärke verlieren, aktiviert sich der Virus und löst statt der Windpocken die Gürtelrose aus. Eine Infektion mit dem Herpes Zoster ohne eine vorangegangene Varizellen-Erkrankung, liegt nicht im Bereich des Möglichen. Bei der erwachsenen Bevölkerung tragen knapp 95 Prozent den Erreger in sich.

In der Regel stecken sich die Betroffenen in der Kindheit mit den Windpocken an und tragen den Varizella Zoster jahrelang in sich. Bei vielen Menschen kommt es nach der Erstinfektion zu keiner erneuten Aktivierung der Viren, sodass Folge-Erkrankungen ausbleiben. Stehst Du unter starkem Stress oder leidest an einer Krankheit, erhöht sich das Risiko des Erwachens der Erreger. Besteht bei Kindern eine verstärkte Störung des Immunsystems, bricht bei ihnen die Gürtelrose aus. Jedoch geschieht das ausschließlich in seltenen Fällen.

Nervenbahnen entzünden sich durch den Herpes Zoster

Das besondere, streifenförmige Auftreten des mit Bläschen einhergehenden Hautausschlags liegt nicht ohne Grund vor. Bei einem normalen Verlauf der Gürtelrose zeigt sich die Irritation auf der Epidermis geradlinig, da die Erreger entlang der peripheren Nervenbahnen wandern. In ihrer inaktiven Form lagern sie sich in den Spinalganglien ein. Diese bestehen als kleine Nervenzell-Körper, die sich im Bereich des Rückenmarks ansammeln. Zusätzlich "schlafen" die Varizella-Zoster-Viren in den Ganglien der Hirnnerven, welche die Sinnesorgane im Gesicht und bestimmte Halsorgane versorgen.

Kommt es zu einer Reaktivierung der Erreger, lösen sie sich von den Ganglien und wandern die nächstmöglichen Nervenbahnen entlang, wobei sie die typischen Entzündungen verursachen. Die Infektion greift von den Nervenfasern auf das gesamte Gewebe und somit auf die versorgte Hautstelle über. In den meisten Fällen überleben die Viren innerhalb des Rückenmarks, dessen Nerven jeweils spezielle Areale der Haut versorgen. In der Fachsprache nennen sich die Stellen Dermatome.

Wie ansteckend ist die Gürtelrose?

Fürchtest Du Dich vor einer Ansteckung mit dem Herpes Zoster, vermag ich die Ängste zu beschwichtigen. Bei der Gürtelrose besteht ausschließlich unter speziellen Umständen die Gefahr einer Übertragung. Als typische Viruserkrankung führt vorwiegend der Kontakt mit den Erregern zu einer Infektion.

Dabei stecken sich die Patienten jedoch nicht direkt mit dem Herpes Zoster an. Stattdessen lösen die Varizella-Zoster-Viren bei einer Erstinfektion die Windpocken aus. Somit stellt die Infektiosität der Varizellen einen entscheidenden Faktor bei der Frage nach der Ansteckungsgefahr der Gürtelrose dar.

Im Gegensatz zu der kontagiösen, also hoch ansteckenden Viruserkrankung der Windpocken, geschieht die Übertragung bei der Gürtelrose über eine Schmierinfektion. Das bedeutet, Du nimmst direkten Kontakt mit den Varizella-Zoster-Viren auf. Das geschieht beispielsweise, wenn Du mit den charakteristischen Herpes-Zoster-Bläschen in Berührung kommst. Sobald diese platzen, tritt eine eitrige, gelbe Flüssigkeit aus, welche die Erreger der Gürtelrose beinhaltet.

Daher stellen sich die Pusteln infektiös dar, garantieren jedoch keine Ansteckung mit dem Herpes Zoster. Nur bei Personen, die niemals an den Windpocken litten, besteht das Risiko, sich mit den Varizella-Zoster-Viren zu infizieren. Dabei erwähnte ich bereits, dass in dem

Fall ausschließlich die Krankheit der Varizellen genannten Windpocken folgt. Hast Du im Kindes- oder Jugendalter eine Infektion mit den Varizellen überstanden, zählst Du nicht zu dem gefährdeten Personenkreis.

Hierbei trägst Du den Erreger bereits in Deinem Organismus, sodass ausschließlich die Möglichkeit einer Reaktivierung besteht. Bei einem erneuten Kontakt mit den Gürtelrose auslösenden Viren besteht keine Gefahr, ebenfalls an Herpes Zoster zu erkranken. Des Weiteren gibt es keinen Grund, eine Folge-Erkrankung der auch als Wundrose bezeichneten Krankheit zu befürchten. Diese entstehen ausschließlich nach dem Abklingen des Herpes Zoster.

Leidest Du an der Viruserkrankung, bleibst Du der Arbeit oder der Schule fern, um eine Ansteckung anderer Menschen zu vermeiden. Hierbei achtest Du darauf, dass niemand mit der Flüssigkeit der Pusteln in Berührung kommt. Öffnen sich die Bläschen unter dem Druck der Kleidung, besteht bei dem Kontakt mit dem Stoff das Risiko, sich mit den Erregern zu infizieren. Daher bleibst Du bis zu dem Verkrusten der Pickelchen in Quarantäne.

Bei den Windpocken und dem Herpes Zoster präsentieren sich die Inkubationszeit und die Symptome unterschiedlich. Trotzdem zähle ich Dir einige Tipps auf, um einer Ansteckung mit den Varizella-Zoster-Viren zu vermeiden. Bist Du selbst der Gürtelrose-Patient, kratzt Du nicht an dem Ausschlag. Unter dem Druck platzen die Herpes-Zoster-Bläschen auf, sodass sich die Flüssigkeit auf freie Hautstellen verteilt. Hierbei besteht im schlimmsten Fall die Gefahr einer Zweitinfektion.

Des Weiteren gelangt der Inhalt der Pickel an die Hände und Du verteilst das infektiöse Sekret auf verschiedene Gegenstände. Berühren andere Personen die mit den Viren verunreinigten Dinge, infizieren sie sich mit den Erregern. Jedoch besteht die Option, die Ansteckung durch eine Impfung zu vermeiden. Die Spritze empfehle ich ausschließlich Personen, die noch nicht mit den Viren in Berührung kamen. Die "Ständige Impfkommission", STIKO genannt, bietet sie für Kinder und Jugendliche standardmäßig an.

Demnach besteht nur eine geringe Ansteckungsgefahr bei dem Herpes Zoster. Bei einer rechtzeitigen Vorbeugung, verhinderst Du eine Infektion mit den Varizella-Zoster-Viren und erkrankst nicht an den Windpocken und der reaktivierten Form der Erreger.

Wie zeigt sich der Infektionsweg aus medizinischer Sicht?

Die als Varizellen bezeichneten Windpocken zeigen sich kontagiös. Tritt die Krankheit auf, stecken sich in der Regel 90 von 100 empfänglichen, also seronegativen, Menschen an. Im Gegensatz dazu ist der Herpes Zoster mit einer geringen Kontagiosität behaftet. Der Grund dafür besteht darin, dass ausschließlich nur die virushaltige Flüssigkeit in den Herpes-Zoster-Bläschen infektiös reagiert. Bei der Gürtelrose existiert keine Inkubationszeit, da es sich nicht um eine ansteckende Erkrankung handelt.

Ausschließlich Personen, die noch niemals an den Windpocken litten, erkranken an den Varizellen. Bei ihnen beträgt der Zeitraum der Ansteckung acht bis 28 Tage.

In der Regel liegt die Inkubationszeit bei zwei Wochen. Steckst Du einen bisher noch nicht mit den Varizella-Zoster-Viren in Berührung gekommenen Menschen an, bekommt dieser nach zwei bis drei Wochen die Windpocken. Danach trägt auch er die für die Gürtelrose verantwortlichen Erreger in sich.

Damit Du einer Infektion weiterer Personen vorbeugst, informiere ich Dich über die Ansteckungs-Fähigkeit der Herpes-Zoster-Viren. Bis zu der Verkrustung der charakteristischen Pickelchen besteht für Dich das Risiko, Deine Mitmenschen zu infizieren. Daher vermeidest Du am besten den Hautkontakt mit anderen Personen. Der Herpes Zoster besteht als Schmierinfektion, sodass sich die Erreger ausschließlich über Berührungen übertragen. Befindest Du Dich in Quarantäne, kommt es nicht zu einer Ansteckung.

Welche Ursachen führen zu der Gürtelrose?

Als Ursache für das Ausbrechen der inaktiven Erreger bestehen ein geschwächtes Immunsystem sowie ein allgemeines Krankheitsgefühl. Die in den Ganglien befindlichen Viren – ich nenne sie "schlafende Viren" – aktivieren sich in der Regel erst Jahre nach der Erstinfektion erneut. Einen indirekten Faktor für den Prozess stellt das angegriffene Immunsystem dar. Während die gesunden Abwehrkräfte die Erreger eindämmen, führt eine niedrige Konzentration der Leukozyten genannten weißen Blutkörperchen zu einer Reaktivierung.

Für eine Immunschwäche kommen zahlreiche Gründe infrage. Beispielsweise sorgt eine lang anhaltende physische oder psychische

Überlastung zu einer verminderten Immunabwehr. Hierbei stellt dauerhafter Stress eine Ursache für eine Reaktivierung der Varizella-Zoster-Viren dar. Aufgrund einer emotionalen Belastung besteht ebenfalls die Gefahr einer Beeinträchtigung der körpereigenen Abwehr. Dabei gerät die Produktion der weißen Blutzellen ins Stocken, sodass diese die Erreger nicht länger in Schach halten.

Einen weiteren Grund für den Ausbruch des Herpes Zoster stellt eine chronische Erkrankung dar, die mit einer zunehmenden Immunschwäche einhergeht. Hierbei bildet die durch den HI-Virus ausgelöste Krankheit AIDS ein Beispiel. Im Verlauf der Infektion kommt es zu der Zerstörung relevanter Zellen des Immunsystems. Vorwiegend betrifft das die T-Zellen, die Krankheitserreger lokalisieren und vernichten. Schwindet deren Konzentration in dem Organismus, erwachen die inaktiven Herpes-Zoster-Viren.

Ebenso geschieht es bei einer Krebserkrankung, die aufgrund fehlender Leukozyten zu einer schwachen Immunabwehr führt. Zudem sorgen die Medikamente bei einer Chemotherapie für eine teilweise Beeinträchtigung der verschiedenen Arten weißer Blutkörperchen. Andere Arzneien dämpfen die Tätigkeit des Abwehrsystems. In der Fachsprache heißen die entsprechenden Medikamente Immunsuppressiva, wobei es sich um TNF-Blocker handelt.

Sie kommen beispielsweise bei einer Rheuma-Erkrankung zum Einsatz und beeinflussen die Arbeit der T-Zellen und der NT-Zellen negativ. Des Weiteren bewirkt die Autoimmun-Erkrankung selbst für eine zunehmend angegriffene Abwehr des Körpers. Vorwiegend angeborene Immundefekte sorgen für eine reduzierte Leistung der Leukozyten.

In einigen Fällen fehlen bei den Patienten die körpereigenen Abwehrkräfte komplett. In dem Fall kommt es nach der Erstinfektion mit den Windpocken schnell zu einer Reaktivierung der Erreger.

Ein Tumor und daraus resultierende Metastasen erhöhen die Wahrscheinlichkeit, dass die Gürtelrose ausbricht. Menschen, die über das mutierte Gewebe verfügen, erkranken überdurchschnittlich häufig an dem Herpes Zoster. Dabei spielt es keine Rolle, ob sich der Tumor gutartig oder bösartig präsentiert. In beiden Fällen produziert der Organismus eine Vielzahl der weißen Blutkörperchen, um die Fremdzellen zu bekämpfen. Das längere Aufrechterhalten der Überproduktion ist nicht möglich, sodass ein niedriger Leukozyten-Spiegel folgt. Dies erleichtert es den inaktiven Viren, erneut in Aktion zu treten.

Vorwiegend bei älteren Personen reicht ein grippaler Infekt aus, damit sich die Varizella-Zoster-Viren erneut aktivieren. Zusätzlich besteht bei einer zu hohen Dosierung der UV-Strahlung ein verstärktes Risiko eines erneuten Erwachens der Viren. Nach mehreren langen Sonnenbädern bricht möglicherweise der Herpes Zoster aus. In dem Fall wandern die Erreger aus den Ganglien entlang der angrenzenden Nervenstränge.

Dadurch entsteht im Bereich des neuralen Gewebes und der versorgten Hautgebiete eine Entzündung. Die jeweiligen Areale heißen Dermatome. Somit besteht die gesamte Oberfläche der Haut aus den Dermatomen, die sich den entsprechenden Nerven zuordnen lassen. Die Form der Gürtelrose erkläre ich ebenfalls damit, dass die Hautareale am Rumpf des Menschen gürtelförmig verlaufen.

Bricht der Herpes Zoster in dem Bereich auf, entsteht der streifenförmige Ausschlag aufgrund des Nervenbahn-Verlaufs. Oftmals bemerken die Patienten, dass die dem Rückenmark näheren Pusteln ein höheres Entwicklungs-Stadium aufweisen als weiter entfernte Bläschen. Die starke Pein bei einer Infektion mit den Varizella-Zoster-Viren resultiert aus der Entzündung der Nervenstränge. Durch den direkten Kontakt mit den Erregern entsteht das Missempfinden, das zu einem brennenden Schmerz ausartet.

Welche Risikofaktoren existieren bei der Gürtelrose?

Ein komplizierter Verlauf des Herpes Zoster entsteht ausschließlich unter bestimmten Umständen. Hierbei spielen eine chronische Immunschwäche sowie beispielsweise eine Schwangerschaft eine tragende Rolle. In beiden Fällen liegt eine verstärkte Schwächung der körpereigenen Abwehrkräfte vor, sodass die Krankheit langsamer abheilt.

Weitere Risikofaktoren bei der Gürtelrose sind das Alter und der gesundheitliche Zustand. Bei anfälligen Personen besteht die Gefahr, mehrmals an dem Herpes Zoster zu erkranken. Knapp 25 Prozent der Menschen, die den Varizella Zoster in sich tragen, leiden einmal im Laufe ihres Lebens an dem Ausschlag und den damit einhergehenden Schmerzen. Allerdings besteht unterhalb des 50. Lebensjahres ein geringes Risiko eines Ausbruchs.

Die Wahrscheinlichkeit einer Herpes-Zoster-Infektion steigt mit dem 60. Lebensjahr. Ab einem Alter von 85 Jahren liegt das Risiko einer Erkrankung bei 50 Prozent. Tritt die Gürtelrose bei jungen Menschen auf, besteht im Normalfall eine psychische Belastung als Ursache. Seltener kommt es zu einem spontanen Ausbruch der Krankheit.

Warum reaktiviert sich das Virus bei älteren Menschen?

Vorrangig ältere Menschen gehören zu den potenziellen Herpes-Zoster-Patienten, da ihnen die Immunität gegen den Erreger fehlt. Mit zunehmenden Lebensjahren schwächt sich die körpereigene Abwehr gegenüber den Varizella-Zoster-Viren ab. Innerhalb eines Jahres leiden 350.000 bis 400.000 Menschen in Deutschland an der auch Wundrose genannten Krankheit. Dabei betrifft die Erkrankung im Durchschnitt ausschließlich zwei von 1.000 Menschen unter dem 50. Lebensjahr.

Da ein immunsuppressiver Zustand einen Risikofaktor darstellt, gilt der Herpes Zoster als Anzeichen eines schwachen Immunsystems. Leiden die Patienten unter einem bisher unerkannten Tumor, besteht dieser als Grund für eine Mehrfachinfektion mit dem Varizella-Zoster-Virus. Dabei aktivieren sich die Erreger mehrmals innerhalb weniger Jahre. Bei gesunden Menschen kommt der Zustand selten vor.

Vorerst kommt es zu einer Prodromal-Symptomatik

Bevor ich Dich über die bei der Gürtelrose auftretenden Symptome unterrichte, gehe ich auf die Prodromal-Symptomatik ein. Hierbei gehen dem eigentlichen Herpes-Zoster-Ausschlag Schmerzen auf der Haut und Parästhesien voraus. Beide Faktoren stellen die prodromalen Merkmale der Erkrankung dar, wobei es unter Umständen zu differenzial-diagnostischen Komplikationen kommt. Dies liegt daran, dass die ersten Anzeichen der Gürtelrose einem allgemeinen Krankheitszustand ähneln.

Hierbei gilt die Pein, die zusammen mit dem dermatomalen Ausschlag auftritt, ihm vorausgeht oder folgt, als zoster-assoziierter Schmerz. Im Gegensatz zu dem Phänomen besteht die postzosterische Neuralgie definitionsgemäß als Folge-Erscheinung der Gürtelrose. Demnach tritt die postherpetische Neuralgie, kurz PHN, ausschließlich nach der Hautsymptomatik auf.

Bei der postzosterischen Neuralgie existieren unterschiedliche Mechanismen in der Pathogenese. Einige Mediziner denken, bei den chronischen Schmerzen handele es sich um eine entzündliche Verletzung der Nerven, die mit dem Untergang der peripheren Nervenstrukturen einhergeht. Zudem sorgen Neuronen in den sensorischen Ganglien und daraus resultierende veränderte Signalverläufe im zentralen Nervensystem zu Komplikationen.

Symptome und Anzeichen

Welche Symptome treten bei der Gürtelrose auf?

In dem folgenden Abschnitt unterrichte ich Dich über die Symptome, die bei einer Infektion mit dem Herpes Zoster auftreten. Zu den typischen Anzeichen für die Gürtelrose gehören die zosterischen Schmerzen und der typische Ausschlag, der sich in Form von Pusteln und Rötungen zeigt. Im Verlauf der Erkrankung verändern sich die Krankheitszeichen. Damit stellen sich die Symptome der Infektion mit dem Varizella-Zoster-Virus nicht einheitlich dar. Sie variieren abhängig von der Intensität der Krankheit.

In der Regel folgen die Merkmale des Herpes Zoster einem speziellen Muster. Hierbei spielen die verschiedenen Stadien der Erkrankung eine wesentliche Rolle. Innerhalb des Prodromalstadiums existieren keine spezifischen Symptome bei der Gürtelrose. Stattdessen bemerken die Betroffenen ausschließlich allgemeine Anzeichen eines Unwohlseins. Beispielsweise verspürst Du in dieser Phase eine unerklärliche Müdigkeit sowie Gliederschmerzen und Abgeschlagenheit. Des Weiteren beklagen sich die Patienten über Fieber.

Bei dem Herpes Zoster beträgt der Zeitraum, in dem die Prodromal-Symptome auftreten, im Durchschnitt drei bis fünf Tage. Spätestens eine Woche nach der Reaktivierung der Varizella-Zoster-Viren fühlen die Betroffenen ein Missempfinden auf den Hautstellen, deren versorgende Nerven die Erreger belagern. Hierbei reagiert die Epidermis bereits auf leichten Druck empfindsam. Als Medizinerin bezeichne ich das Phänomen als Parästhesie. Neben einem Taubheitsgefühl der obersten Hautschicht bemerken die Erkrankten ein Kribbeln sowie einen dumpfen Druck.

Vorwiegend Letzterer geht in den charakteristischen Zoster-Schmerz über. Die auftretende Pein vor und während der Gürtelrose nennt sich zosterassoziierter Schmerz. In ungünstigen Fällen bleibt das Missempfinden der Nerven nach dem Abklingen der Krankheit vorhanden. Hierbei handelt es sich um eine postzosterische Neuralgie, auf die ich im Verlauf des E-Books noch einmal eingehe.

Das Brennen und starke Kribbeln betrifft weniger die Haut als vielmehr die darunter befindlichen Nervenbahnen. Daher gelten die unangenehmen Empfindungen als neuropathische Schmerzen. Für deren Entstehung zeigt sich eine Läsion des Nervensystems verantwortlich, wodurch es zu einem stechenden Gefühl an der betroffenen Hautregion kommt. Im Regelfall schießt das Missempfinden ohne Vorwarnung ein, was zu einer Verschlimmerung der Pein führt. Zwischen den jeweiligen Schmerzphasen beklagen sich die Erkrankten über ein taubes Gefühl auf der Haut.

In beiden Fällen bezeichnen die Patienten die Empfindungen als stark. Ausschließlich in seltenen Fällen besteht das Unwohlsein als leichtes Kribbeln. In dem schmerzenden Bereich erkennen die Betroffenen die ersten Rötungen der obersten Hautschicht.

Diese stellen die Vorform des typischsten Symptoms, dem Ausschlag, dar. In der Fachsprache trägt er den Namen Zoster. Auf dem roten Hautareal bilden sich innerhalb von zwölf Stunden bis zu einem Tag Bläschen, die sich eng gruppieren.

Nach ihrer Entstehung füllen sich die Pusteln mit einer klaren Flüssigkeit, die sich während der Infektion eintrübt. Innerhalb kurzer Zeit ähnelt sie einem gelben, dickflüssigen Sekret, da sich die Erreger darin sammeln. Zunehmend mehr Pickelchen brechen aus der Haut und schließen sich im Laufe mehrerer Tage zu einem Verband zusammen, der an einen Gürtel erinnert. Nach zwei Wochen platzen die Herpes-Zoster-Bläschen von allein auf und bilden Krusten, die schließlich abfallen. Sobald das geschieht, verschwindet auch die rötliche Färbung der Haut.

Abhängig von der Verfassung des Leidenden dauert der Prozess zwei bis drei Wochen. In der Regel präsentiert sich die Gürtelrose einseitig, sodass die Patienten ausschließlich auf einer Körperseite unter dem Ausschlag leiden. Der Umstand erleichtert es, die Krankheit von anderen Infektionen abzugrenzen. Trotzdem besteht die Option, an einem doppelseitigen Herpes Zoster zu erkranken. Dabei breiten sich die Erreger auf mehrere Dermatome versorgende Nervenstränge aus.

Theoretisch entsteht die Gürtelrose überall auf der Haut. Jedoch bildet der Rücken mit 60 Prozent die häufigste Lokalisation des Ausschlags. Ebenso bemerken die Betroffenen in vielen Fällen die Pusteln im Bereich des Brustkorbs, dem Thorax. Selten verläuft die Krankheit ohne das Entstehen eines Ausschlags. Die betreffenden Personen leiden an einem "Zoster sine herpete".

Wo tritt der Herpes Zoster auf?

In der Regel bemerken die Patienten den Ausschlag in der akuten Phase der Gürtelrose. Jedoch bestehen bereits in dem prodromalen Stadium erste Anzeichen, an welcher Körperstelle sich die charakteristischen Pusteln zeigen. Häufig befinden sich die mit Eiter gefüllten Bläschen im Bereich des Thorax, also des Rumpfes. Dabei spielt es keine Rolle, ob Du das unangenehme Prickeln auf der Vorderseite Deines Körpers oder auf dem Rücken verspürst.

In vielen Fällen besteht die Möglichkeit, dass sich die Pusteln an Deinen Seiten – vorwiegend zwischen Brust und Hüfte – ansammeln. Daher stammt die Bezeichnung Gürtelrose. Der Ausschlag ähnelt in seiner Form einem Gürtel, der sich um Deine Körpermitte zieht. Wie Du bereits weißt, nannten die Menschen in früheren Zeiten die Erkrankung Wundrose. Jedoch ist das Exanthem bei dem Herpes Zoster nicht zwangsläufig im Bereich des Rumpfes.

Dies liegt an dem Umstand, dass die Gürtelrose im Prinzip an jeder beliebigen Körperstelle auftreten kann. Die Viren gelangen über die Nervenbahnen zu einem bestimmten Dermatom, wobei sie die neu gebildeten Hautzellen nutzen, um in den Bereich der Epidermis zu gelangen. In jedem Segment verlaufen zahlreiche neurale Bahnen, in denen sich die Varizella-Zoster-Viren frei bewegen.

Daher besteht für die Erreger die Möglichkeit, zahlreiche Punkte im menschlichen Körper zu befallen. Bereits in den vorherigen Kapiteln erwähnte ich die Komplikationen, die bei einer Infektion mit den speziellen Viren unter Umständen auftreten. Dazu gehören der Herpes Zoster im Bereich des Auges und nahe dem Ohr. In der

Fachsprache nennen sich diese Infektionen Zoster oticus und Zoster opthalmicus.

Bei dem Zoster oticus lagern sich die Varizella-Zoster-Viren im schlimmsten Fall an den Sehnerv an. Dadurch kommt es zu einer Beeinträchtigung der Leistungs-Fähigkeit dieses Organs. Beispielsweise leiden die betroffenen Patienten an visuellen Wahrnehmungs-Störungen oder blinden Flecken. In der Regel entsteht der Zoster oticus bei einem Erregerbefall des Nervus trigeminus, welcher zahlreiche Dermatome auf der Kopfhaut und im Gesicht versorgt.

Erkrankst Du an einer Gürtelrose, die den Ohrnerv in Mitleidenschaft zieht, besteht das Risiko von Hörstörungen. Ein temporärer Tinnitus tritt in dem Fall auf. Gleichzeitig erhöht sich die Zahl der Ohrgeräusche. Neben diesen Formen der Gürtelrose existiert die Möglichkeit, dass der Ausschlag auf der Kopfhaut austritt. Hierbei bemerkst Du die typischen Herpes-Zoster-Bläschen bereits am Ansatz der Haare.

Sonderfall - Vorsicht Gesichtsrose

Entwickelt sich der Herpes Zoster auf der Kopfhaut oder direkt im Gesicht des Betroffenen, handelt es sich um eine Gesichtsrose. Hierbei lagern sich die Varizella-Zoster-Viren an dem fünften Hirnnerv an und gelangen auf diese Weise in die Hautsegmente.

Vorwiegend wählen die Erreger sensible Nerven, um sich in deren Bahnen zu verteilen.

Der fünfte Hirnnerv – der bereits mehrfach erwähnte Nervus trigeminus – zählt zu den größten sensiblen Gesichtsnerven. Er versorgt nicht ausschließlich die Kopfhaut des Menschen, sondern im gleichen Fall die Stirn. Sobald sich die für den Herpes Zoster verantwortlichen Viren innerhalb seiner neuralen Bahn befinden, gelangen sie problemlos in die Verästelungen des Nervengewebes. Die Mediziner bezeichnen diese Seitenstränge als Spinalganglien.

Auf diesem Weg verteilt sich der Virus Varizella-Zoster auch auf der behaarten Kopfhaut. Bei einer Gesichtsrose kommt es in vielen Fällen zu anderen prodromalen Symptomen als bei der gängigen Form der Erkrankung. Zunächst verspüren die Patienten starke Kopfschmerzen, welche der Pein einer Migräne ähneln. Danach folgt ein Drücken im Bereich des Hinterkopfs.

Selten vermuten die Betroffenen die Gürtelrose als Auslöser. Stattdessen kommt es zu Fehldiagnosen. Beispielsweise glauben die Personen, bei denen die Reaktivierung der Erreger eintritt, an eine normale Grippe, die ebenfalls mit Kopf- und Gliederschmerzen einhergeht. Vorwiegend befallen die Erreger die Nerven an den Schläfen, da sich hier zahlreiche Verästelungen befinden.

Zudem präsentiert sich die Haut auf dem Kopf dünn und daher besonders empfindlich. Somit spürst Du bei einer Infektion mit dem Herpes Zoster das Pulsieren der Nerven stärker. Zusätzlich verbinden sich die Nervenstränge an einer Vielzahl von Punkten, sodass ein deutlich intensiverer Schmerzreiz entsteht. Diesen verspürst Du auf dem gesamten Oberkopf. Wie bei einer regulären Gürtelrose bilden sich die charakteristischen Pickelchen zwei bis vier Tage nach dem ersten Stadium.

Jedoch unterscheidet sich die Form des Ausschlags deutlich von einem normalen Herpes Zoster. Zwischen den Haaren sammeln sich die Pusteln nicht in einer Reihe oder einem Band an. Stattdessen erkennst Du in dem Fall eine gruppenförmige Ansammlung der Bläschen. Die Bereiche auf dem Oberkopf schwellen bereits bei dem Entstehen der Pickelchen stark an. Teilst Du Deine Strähnen in dem entsprechenden Areal, bemerkst Du eine Rötung.

Des Weiteren entwickeln sich auf dem Oberkopf neben den Herpes-Zoster-Pickeln winzige Knötchen. Die Ärzte erklären das Phänomen als nicht komplett ausgebildete Gürtelrose-Blasen. Bei einer Gesichtsrose besteht die Gefahr schwerwiegender Komplikationen. Beispielsweise befallen die Varizella-Zoster-Viren den Nervus facialis. In der Folge leiden die betroffenen Personen an:

- Erblindung,
- Pigmentierungen,
- dem Verlust des Geschmackssinns,
- Lähmungen
- oder Einschmelzungen.

Zusätzlich hängen die Problematiken bei der Gesichtsrose von Deinem Verhalten während der Erkrankung an. Kratzt Du an dem juckenden Ausschlag im Bereich der behaarten Kopfhaut, entstehen Narben auf Deinem Oberkopf. Im schlimmsten Fall bleiben nach dem Abheilen der verkrusteten Bläschen kahle Stellen zurück.

Behandlung der Gesichtsrose

Betrifft der Herpes Zoster die Kopfhaut oder das Gesicht, kommt ausschließlich eine antivirale Therapie infrage. Die Ärzte verschreiben den betroffenen Patienten antiseptische und entzündungshemmende Arzneien. Zudem sorgen die antiviralen Medikamente für eine Eindämmung der Varizella-Zoster-Viren. Das Ziel besteht in dem Fall darin, einen Befall der Augen- und Ohrnerven zu verhindern.

Gürtelrose am After

In einigen Fällen bildet sich der für die Gürtelrose typische Ausschlag im unteren Rücken. Dabei kommt es vor, dass sich die charakteristischen Herpes-Zoster-Bläschen in dem Bereich des Afters sammeln. Die Haut-Irritationen verursachen auf der empfindlichen Haut des Afters starke Schmerzen sowie einen intensiven Juckreiz.

Vorrangig siedeln sich die Varizella-Zoster-Viren an der verlängerten Wirbelsäule an. Von dem Bereich teilen sich die Spinalnerven in zahlreiche Verästelungen, sodass der gesamte After Anzeichen für die Infektion zeigt. Jedoch verwechseln viele Betroffene die prodromalen Merkmale des Herpes Zoster mit einem Analekzem. Daher findet eine Behandlung gegen die Erreger oftmals verspätet statt.

Die Haut am unteren Rücken ist empfindlich und neigt schnell zu der Bildung von Narben. Daher achtest Du bei einer Infektion mit der Gürtelrose am After darauf, selbst bei starkem Juckreiz nicht zu kratzen.

Aufgrund der vorhandenen Fettschicht dringen die Pusteln tief in die Haut ein. Bei dem Verkrusten der Pickelchen spüren die erkrankten Personen ein Taubheitsgefühl in den hinteren Backen.

Des Weiteren besteht bei dem Herpes Zoster am After die Option, dass sich schwarze Krusten auf dem Ausschlag entwickeln. Sobald diese abfallen, verursachen sie zusätzliche Beschwerden, zu denen beispielsweise Gefühls-Störungen im Po zählen. Gleichzeitig bedarf die Gürtelrose am After einer besonders intensiven Hygiene. Durch die Bakterien, die sich im Bereich der Rosette befinden, kommt es im schlimmsten Fall zu einer Entzündung bereits aufgeplatzter Herpes-Zoster-Bläschen.

Um diese Komplikation zu vermeiden, achtest Du bei der Infektion der Varizella-Zoster-Viren in der empfindlichen Gegend auch eine besondere Reinlichkeit. Das mehrmalige Waschen und Desinfizieren am Tag erhält einen wesentlichen Stellenwert. Zudem besteht die Notwendigkeit, die Sitz- oder Liegeposition regelmäßig zu wechseln. Aufgrund der entstehenden Gefühls-Störung bemerken die Patienten Schmerzen an der unteren Wirbelsäule.

Zudem entsteht durch das Sitzen ein hoher Druck, der auf den typischen Gürtelrose-Pickelchen lastet. Hierbei erhöht sich das Risiko, dass diese aufplatzen und ihre eitrige Flüssigkeit verteilen. Daher erhalten Deine Angehörigen die Pflicht, Deine Nachtwäsche bei einem Herpes Zoster am After täglich zu waschen. Kommen sie mit dem Sekret in Berührung, riskieren sie eine Ansteckung mit den Varizella-Zoster-Viren.

Um dem frühzeitigen Aufplatzen der Pusteln vorzubeugen, trägst Du vorwiegend weiche Kleidung. Dabei steht eine feine Struktur der

Stoffe im Vordergrund, um eine zusätzliche Reizung der Haut zu vermeiden. Als hilfreiches Hausmittel empfehlen die Mediziner Honig, den Du auf der betroffenen Region aufträgst. Hierbei überzeugt das Produkt aufgrund seiner lindernden und im gleichen Fall antiseptischen Wirkung.

Gürtelrose im Genitalbereich

Entwickelt sich der charakteristische Ausschlag am Penis, dem männlichen Geschlechtsorgan, oder im Bereich des weiblichen Sexualorgans, der Vagina, sprechen die Ärzte von einer Gürtelrose im Genitalbereich. Diese Krankheit verwechselst Du nicht mit einem Herpes genitalis, den ausschließlich die Herpes-simplex-Viren Typ zwei übertragen. In beiden Fällen kommt es zu einer ähnlichen Symptomatik. Beispielsweise weisen die Patienten die kleinen, rötlichen Bläschen auf den entzündeten Hautstellen auf.

Jedoch steht bei der Gürtelrose im Genitalbereich ebenso eine antivirale Therapie im Vordergrund, um Folgeschäden an den empfindlichen Organen zu vermeiden. Bemerkst Du die charakteristischen Merkmale des Herpes Zoster zwischen den Beinen, suchst Du zeitnah Deinen behandelnden Arzt auf. Sobald dieser die Krankheit diagnostiziert, erhältst Du lindernde Salben, um den Juckreiz und das Nervenpulsieren einzudämmen. Vorrangig an den Genitalien entwickelt sich der dumpfe Schmerz zu einer quälenden Pein.

Nach der Prodromalphase folgt die akute Phase bei der Gürtelrose im Genitalbereich im Abstand von zwei bis drei Tagen. Besonders in der Region zwischen den Beinen neigen die Patienten zum Schwitzen, sodass die salzige Flüssigkeit auf die entzündeten Dermatome trifft. Aus dem Grund verschlimmert sich das Jucken unter Umständen stark, sodass die Betroffenen aus einem Reflex heraus zu kratzen beginnen. Dadurch entstehen Entzündungen, die im schlimmsten Fall zu offenen Wunden ausarten.

Ebenso wie bei dem Herpes Zoster am After stellt die Hygiene bei der Gürtelrose im Genitalbereich einen wesentlichen Faktor dar. Mehrmaliges Waschen und Desinfizieren am Tag sorgt dafür, dass keine anderen Bakterien in die Wunden gelangen und Folge-Infektionen auslösen. Zudem versuchst Du, den Ausschlag beispielsweise durch Wickel mit Quark oder Joghurt zu kühlen. Diese Methode wirkt auf der sensiblen Hautpartie schonender als Zink-Tinkturen oder Thermosalben.

Des Weiteren beachtest Du, dass die Haut im Genitalbereich ausschließlich über eine dünne und feine Struktur verfügt. Ähnlich wie bei der Gürtelrose am After birgt das häufige Kratzen die Gefahr einer Narbenbildung. Speziell nach dem Verkrusten und Abfallen der typischen Herpes-Zoster-Pickelchen versorgst Du Deine Haut ausreichend mit Cremes, die Feuchtigkeit spenden. Auf diese Weise erhalten die Zellen Nährstoffe und regenerieren sich zeitnah, ohne dass auf Deiner Haut Wundmale zurückbleiben.

Gürtelrose an den inneren Organe

Betrifft der Herpes Zoster die inneren Organe, handelt es sich um einen schweren Verlauf der Infektion mit den Varizella-Zoster-Viren. In dem Fall gelangen die Erreger durch die Nervenbahnen zu den Organen Leber, Lunge und Bauchspeicheldrüse. Die Symptome, vorwiegend der deutliche Ausschlag, verändern sich aufgrund des Entzündungsherdes, sodass es häufig zu fehlerhaften Diagnosen kommt. Dabei entstehen an den inneren Organen in vielen Fällen Schäden durch den Herpes Zoster.

Damit Du die Gürtelrose an den inneren Organen von anderen Erkrankungen unterscheiden lernst, kläre ich Dich über die Symptome und die Risiken der Infektion auf. Hierbei weise ich darauf hin, dass eine Herpes-Zoster-Infektion an den inneren Organen zu den Komplikationen bei einer normalen Gürtelrose-Erkrankung gehört. Das entsprechende Krankheitsbild kommt in der Medizin selten vor, jedoch besteht die Wahrscheinlichkeit schwerwiegender gesundheitlicher Schäden für den Patienten.

Vorrangig entwickelt sich der Herpes Zoster an den inneren Organen bei immunsupprimierten Personen. Dazu gehören beispielsweise Menschen, die an dem HIV-Virus erkranken oder Krebs-Patienten. Ebenso erhöht sich das Risiko, einer Infektion der Varizella-Zoster-Viren an den inneren Organen, wenn die Betroffenen über Transplantate verfügen. Hierbei besteht die Möglichkeit, dass die körpereigene Immunabwehr aufgrund einer Abstoßung des Organs versagt.

Bekämpfen die Leukozyten die Erreger der Gürtelrose nicht, führt dieser Umstand zu einer Streuung der Fremdkörper. Ohne Schwierigkeiten vermehren sich diese in den Nervensträngen und gelangen auf diese Weise tiefer in das Gewebe. In dem Fall ähnelt der Herpes Zoster an den inneren Organen einem generalisierten Zoster. Befallen die Viren das Hirn, kommt es im schlimmsten Fall zu einer Beschädigung des zentralen Nervensystems.

Zusätzlich existiert die Gefahr, dass die Erreger zu einem Versagen einzelner Organe führen. Neben den lebenslangen gesundheitlichen Folgen drohen den betroffenen Patienten gleichermaßen weitere Störungen bei der Immunabwehr. Auf diese Weise nimmt der Organismus zusätzliche Antigene auf, sodass Folge-Erkrankungen entstehen. Ohne eine rechtzeitige Behandlung steigt die Wahrscheinlichkeit eines tödlichen Verlaufs des Herpes Zoster an den inneren Organen.

Speziell betrifft dies ältere Menschen, deren Abwehrkräfte sich im Allgemeinen in einer schwächeren Ausprägung zeigen. Während der akuten Phase der Gürtelrose lagern sich die Varizella-Zoster-Viren an den zu den Organen führenden Nervensträngen an. In vielen Fällen betrifft der Herpes Zoster an den inneren Organen das Zwerchfell, wobei als Folge Lähmungs-Erscheinungen auftreten. Die Patienten verspüren anfänglich Schluck- und Sprechbeschwerden. Später kommt es unter Umständen zu einer Atemnot.

Gleichzeitig besteht ein hohes Risiko, dass die für die Gürtelrose verantwortlichen Viren den Herzmuskel befallen. Zudem weise ich Dich darauf hin, dass sich hier neben den Viren auch andere Antigene sammeln.

In der Folge entsteht eine Belastung des relevanten Organs, die sich bei einem schweren Verlauf der Erkrankung zu einer bleibenden Herzschwäche entwickelt. Um das zu vermeiden, suchen die Patienten bereits bei leichten Herzschmerzen ihren Hausarzt auf, damit er den Herpes Zoster an den inneren Organen diagnostiziert.

Gleichermaßen gehört das Gehirn zu den inneren Organen des Menschen. Bereits im Vorfeld habe ich Dich über die Risiken eines Herpes Zoster im Gehirn aufgeklärt. Trotzdem gehe ich in dem Punkt auf wichtige Fakten wiederholt ein. Sammeln sich die Varizella-Zoster-Viren an den Nervensträngen im Hirn an, drohen gefährliche Folge-Erkrankungen. Beispielsweise erleiden die betroffenen Patienten eine Entzündung der Hirnhaut, wobei die Mediziner von einer Meningitis sprechen.

Sobald sich das Gewebe im Gehirn infiziert, betrifft die Krankheit in vielen Fällen gleichzeitig das Rückenmark. Kommt es in dem Bereich zu einer Entzündung, bezeichnen die Experten das Phänomen als Enzephalitis. Bei einer Erkrankung beider Organe handelt es sich um die Myelitis. Von den inneren Organen strömen die für den Herpes Zoster verantwortlichen Viren in die gesamten Ganglien des Körpers. Daher kommt es im schlimmsten Fall zu einer ganzheitlichen Körper-Lähmung. Der Fachausdruck für diese Komplikation lautet Guillain-Barré-Syndrom.

Leber und Lunge sind stark betroffen

Die Erkrankung Herpes Zoster an den inneren Organen führt zu Risiken, die im schlimmsten Fall irrreparable Schäden nach sich ziehen. Hierbei zeigen sich beispielsweise auch Patienten, die über

eine unterdrückte Immunabwehr verfügen, von der Krankheit betroffen.
Bestimmte Medikamente, die vorrangig bei einer Leukämie zum Einsatz kommen, hemmen die Fähigkeiten der weißen Blutkörperchen. Daher leiden die entsprechenden Personen an schwachen Abwehrkräften, wodurch sich die Gefahr eines Befalls der inneren Organe erhöht.

Verteilen sich die Varizella-Zoster-Viren innerhalb des Körpers, stellen zwei Organe häufige Ziele der Erreger dar: die Lunge und die Leber. Über die Blutbahn gelangen die Viren in diese Bereiche und lösen charakteristische Symptome aus. In dem Fall ähnelt der Herpes Zoster an den inneren Organen dem Zoster disseminatus. Dringen die Erreger in die Leber ein, entstehen Anzeichen, die an eine Gelbsucht erinnern.

Im Gegensatz dazu führt ein Befall der Lunge zu einer plötzlichen Atemnot. Vorwiegend das akute Auftreten der Symptome stellt eine Gefahr für die Patienten dar. Ohne die zeitnahe Hilfe eines Arztes besteht die Möglichkeit, dass die Erkrankung zu einer lebensbedrohlichen Komplikation ausartet. Ebenso bringe ich Dir die Gefahr von den Paresen innerhalb des Organismus nahe. Diese ganzheitlichen Lähmungen entstehen ebenfalls durch eine Nervenschwächung, welche die Herpes-Zoster-Viren auslösen.

In vielen Fällen betrifft die Folge-Erscheinung der Gürtelrose die Galle und die Niere. Zeigt sich das Herz von einer Lähmung betroffen, kommt es zu einem Herzstillstand, der ebenfalls zum Tod des Patienten führen kann. Oftmals entwickelt sich der Herpes Zoster an den inneren Organen aus einer normalen Infektion mit den entsprechenden Varizella-Zoster-Erregern.

Daher achtest Du bei einer auftretenden Gürtelrose auf Schmerzen an den inneren Organen.

Bereits bei einer leichten Atemnot oder einem Stechen im Bereich des Herzmuskels empfehle ich Dir, Deinen Hausarzt erneut aufzusuchen. Nach einer intensiven Untersuchung findet der Mediziner heraus, ob es sich um einen Herpes Zoster an den inneren Organen handelt. Dadurch profitierst Du von einer schnellen Behandlung, die im besten Fall gefährlichen Folgeschäden vorbeugt.

Die seltene beidseitige Gürtelrose

In dem folgenden Abschnitt unterrichte ich Dich über eine seltene Form der Gürtelrose, die sich Zoster duplex nennt. Hierbei befallen die Varizella-Zoster-Viren zwei verschiedene Dermatome, wobei der Ausschlag die Körpermitte überschreitet. Einen Zoster duplex erkennst Du anhand einfacher Hinweise: An zwei Stellen auf der Haut finden sich die charakteristischen Herpes-Zoster-Bläschen. Zusätzlich arten die Nervenschmerzen während des prodromalen Stadiums der Krankheit zu einer Pein, die den gesamten Körper befällt, aus.

Bei einem Zoster duplex befinden sich die rötlichen Pusteln auf beiden Hälften Deines Körpers. In einigen Fällen kommt es vor, dass die Erkrankung zwei Hautsegmente auf einer Körperhälfte betrifft. Hierbei entsteht keine Überlappung der Dermatome, was eine klare Abgrenzung zu dem typischen Zoster segmentalis darstellt.

Präsentiert sich der Gürtelrose-Ausschlag auf beiden Körperhälften, verwenden die Ärzte den medizinischen Ausdruck multiplex unilateralis. Im Gegensatz zu diesem Phänomen sammeln sich die typischen Pickelchen auf einer Körperhälfte auf zwei Dermatomen, die sich nicht berühren. Hierbei sprechen die Experten von einer Gürtelrose unilateralis. Vorwiegend bei der letzten Herpes-Zoster-Form, die ich erwähnte, besteht eine Wahrung des Gesetzes der Einseitigkeit.

Das bedeutet, dass die Merkmale der Gürtelrose ausschließlich auf einer Seite des Körpers, wenn auch an unterschiedlichen Stellen, auftreten. Sobald der Herpes Zoster die Einseitigkeit überschreitet und die Mittellinie des Körpers als natürliche Grenze übergeht, entsteht eine weitere Form der Krankheit. In dem Fall bezeichnen die Ärzte sie als Zoster bilateralis. Auch in dem Fall zeichnen sich auf der Haut des betroffenen Patienten mehrere Infektionsherde ab.

Die Therapie des Zoster duplex gleicht einer gängigen Behandlung der Gürtelrose. Jedoch besteht die Möglichkeit, dass die beiden Infektionsherde bei dem Zoster unilateralis nicht in einer ähnlichen Zeitspanne abheilen. Das bedeutet, dass an einem entzündeten Dermatom bereits eine Verkrustung eintritt, während die Herpes-Zoster-Bläschen auf dem anderen Segment gerade aufplatzen. In der Regel tritt diese Form der Erkrankung jedoch nur selten auf.

Bemerkst Du beide Entzündungs-Herde zur gleichen Zeit, erhöht sich die Wahrscheinlichkeit, dass die gesamte Erkrankung synchron verläuft. Bei dem Zoster bilateralis präsentiert sich ein ähnlicher Verlauf. Trotzdem existieren bei dieser Form der Infektion mehrere Erscheinungsformen, die ich Dir im Folgenden vorstelle. Zum einen kommt es bei dem Zoster duplex zu einem symmetrischen Auftreten des Ausschlags. Hierbei befinden sich die Entzündungs-Herde auf gleicher Höhe.

Ein deutliches Anzeichen für diese Form des Herpes Zoster stellt die begrenzte Hautpartie, auf der sich die Pickelchen ausbreiten, dar. Beispielsweise erkennst Du die für die Gürtelrose charakteristischen Pusteln ausschließlich im Bereich des unteren Rückens. Alternativ entsteht ein asymmetrischer doppelter Zoster. Hierbei betrifft der Ausschlag ebenfalls beide Seiten des Körpers, befindet sich aber in einer unterschiedlichen Höhe.

Um Dir eine Vorstellung von der Erkrankung zu geben, nenne ich Dir ein Beispiel. Bei einem asymmetrischen Zoster duplex leidest Du auf Deiner rechten Körperhälfte an dem typischen Gürtelrose-Ausschlag an der Leiste. Jedoch siedeln sich die Viren auf der linken Seite Deines Körpers nicht auf gleicher Höhe an, sondern befallen Dein Schulterblatt. Sobald Du die beginnende Neuralgie in dem prodromalen Stadium des Herpes Zoster an unterschiedlichen Hautstellen empfindest, handelt es sich im wahrscheinlichsten Fall um einen asymmetrischen doppelten Zoster.

In der Regel vermischen sich die beiden Formen des Zoster duplex selten. Geschieht dies doch, leiden die Patienten gleichzeitig an dem Zoster unilateralis und dem Zoster bilateralis. Dadurch steigt das Risiko einer Super-Infektion, bei der es sich ebenfalls um einen generalisierten Zoster handelt. Vorwiegend tritt der Zoster duplex ausschließlich bei Personen mit einem stark geschwächten Immunsystem auf.

Im Gegensatz zu gesunden Menschen verfügen die Betroffenen nicht über genügend weiße Blutkörperchen, um eine weitere Verbreitung der Varizella-Zoster-Viren zu vereiteln. Aus dem Grund vermehren sich die Erreger im Körper und befallen mehrere Dermatome. Durch die Ausbreitung der Fremdkörper erhöht sich gleichermaßen die Ansteckungsgefahr bei dem Herpes Zoster.

Erstreckt sich der Ausschlag auf zwei, drei oder sogar mehrere Hautsegmente, steigt die Wahrscheinlichkeit, die charakteristischen Bläschen versehentlich zu berühren. Sobald Du Druck auf die Pickelchen ausübst, platzen diese und setzen die eingetrübte und mit weiteren Erregern gefüllte Flüssigkeit frei. Bereits im Vorfeld ging ich darauf ein, dass durch das Berühren dieses Sekrets eine Ansteckung mit den Varizella-Zoster-Viren erfolgt. Ausschließlich bei Menschen, die noch niemals an den Windpocken litten, kommt es zu einem Ausbruch der Krankheit.

In welchem Alter tritt die Gürtelrose auf?

In der Regel existiert kein spezielles Alter, in dem es zu einer Infektion mit dem Herpes Zoster kommt. Jedoch leiden Menschen in verschiedenen Altersgruppen häufiger in einer Immunschwäche, sodass sich die Wahrscheinlichkeit einer Reaktivierung der Erreger erhöht. Neben immunsupprimierten Patienten tritt der Herpes Zoster speziell bei älteren Personen über dem 50. Lebensjahr auf.

Zusätzlich verfügen Jugendliche aufgrund einer ungesunden Lebensweise über ein großes Risiko, an der Gürtelrose zu erkranken. Bei Kindern kommt sie selten vor, wobei die Ärzte oftmals fehlerhafte Diagnosen stellen. Daher drohen schwerwiegende gesundheitliche Komplikationen bei den kleinen Patienten.

Gürtelrose bei Kindern

Bei Kindern kommt der Herpes Zoster als Erkrankung ausschließlich in seltenen Fällen vor. Vorwiegend betrifft er kleine Patienten, die an einem stark geschwächten Immunsystem leiden. Dies ist in der Regel der Fall, wenn sie über ein transplantiertes Organ verfügen oder an Krebs erkranken. Die Symptome der Gürtelrose unterscheiden sich nicht von einer Infektion, die einen erwachsenen Menschen betrifft. Jedoch entstehen bei der Krankheit Herpes Zoster im Bezug auf Kinder weitreichende Komplikationen.

Bilden sich auf der Haut der Kleinen die juckenden und brennenden Herpes-Zoster-Bläschen, neigen die Kinder dazu, sich die entsprechende Hautpartie zu kratzen. Daher öffnen sich die Pickelchen und die eingetrübte Flüssigkeit, in der sich weitere Varizella-Zoster-Viren befinden, tritt aus. Sobald sie mit gesunden Hautstellen in Berührung kommt, erhöht sich das Risiko für eine Zweit-Infektion. Das bedeutet, dass die kleinen Patienten in dem Fall an einem Zoster duplex leiden.

Zusätzlich klagen die Kinder über die allgemeinen Krankheits-Symptome, die eine Infektion mit der Gürtelrose nach sich zieht. Die Eltern bemerken bei ihrem Nachwuchs eine erhöhte Körpertemperatur, die sich schnell zu einem Fieber entwickelt. Zudem leiden die Kleinen vorwiegend in der anfänglichen Phase des Herpes Zoster an Taubheits-Gefühlen in den Extremitäten. Das Kribbeln der Nerven artet zu einem dauerhaften Juckreiz aus.

Speziell bei kleinen Kindern stellt das Fieber eine der größten Komplikationen dar.

Sie verfügen über schwache Abwehrkräfte, sodass ihnen schnell Folge-Infektionen durch andere Bakterien und Viren drohen. Daher besteht bei dem Auftreten des Herpes Zoster bei Kindern ein sofortiger Handlungsbedarf durch einen Mediziner. Bemerkst Du bei Deinem Nachwuchs die typischen Gürtelrose-Pickelchen, suchst Du mit dem kleinen Patienten den nächsten Facharzt auf.

Bereits in der prodromalen Phase des Herpes Zoster neigen die Kleinen zu den Fieberbläschen, die sich in der Regel um die Lippen herum ansammeln. Laien bezeichnen dieses Phänomen oftmals als Lippenherpes. Als Auslöser fungieren die Herpes-simplex-Viren, die in vielen Fällen mit den Varizella-Zoster-Viren einhergehen. Des Weiteren verkrampfen die Muskeln der betroffenen Kinder, da die empfindlichen Nervenbahnen an den eintretenden Neuralgien leiden.

Beginnt Dein Kind, ohne ersichtlichen Grund an seiner Haut zu kratzen, achtest Du auf den gesundheitlichen Zustand des kleinen Patienten. Empfindest Du das Verhalten Deines Sprösslings als abgeschlagen und müde, suchst Du mit dem Kind den Hausarzt auf, damit er eine eventuelle Infektion mit den Varizella-Zoster-Viren diagnostiziert. Durch die schnelle Gabe von Virostatika vermeidest Du Komplikationen für das Kind. Ohne die nötigen Medikamente entwickelt sich aus dem Herpes Zoster beispielsweise eine generalisierte Gürtelrose.

Speziell diese Form des Herpes Zoster führt zu einer Lebensbedrohung. Aber ich kann Dich beruhigen, denn in der Regel verläuft die Gürtelrose bei Kindern deutlich harmloser als bei erwachsenen Betroffenen. Ausschließlich der Ausschlag wirkt auf den ersten Blick auf der zarten Kinderhaut aggressiver, da sich zeitnah gelbliche Erhebungen bilden. In diesen befindet sich die eitrige

Lymphe, welche die Varizella-Zoster-Viren enthält. Oftmals erkennen die Eltern bei ihren erkrankten Kindern ein weißlich-gelbes Exanthem.

Da eine Infektion mit dem Herpes Zoster im Regelfall selten erfolgt, kommt es häufig zu fehlerhaften Diagnosen. Jedoch resultiert aus einer falschen Behandlung eine chronische Entzündung der Nerven. Im schlimmsten Fall bleiben bei den kleinen Patienten dauerhafte Schäden zurück. Um das zu vermeiden, achtest Du bei den ersten Anzeichen der Bläschenbildung auf das Verhalten Deines Sprösslings.

Sobald der Mediziner den Herpes Zoster diagnostiziert, braucht Dein Kind Bettruhe. Hierbei spielt eine Erholung des Körpers eine wesentliche Rolle, damit sich die Abwehrkräfte des Nachwuchses regenerieren. Gleichzeitig verhindert die zeitweilige Quarantäne der Kleinen eine Ansteckung weiterer Kinder, die bei einer Infektion an den Varizellen erkranken. Beim Spielen und Toben achten die Kleinen nicht auf die Pusteln, sodass diese unter Druck aufbrechen.

Kommen die Spielkameraden mit der Lymphe in Kontakt, entsteht in Folge der Schmierinfektion eine weitere Erkrankung. Zusätzlich birgt ein auftretender Herpes simplex, der sich in Form der Lippenbläschen zeigt, ein erhöhtes Risiko der Ansteckung. Dies geschieht beispielsweise durch eine Tröpfcheninfektion. Bis sämtliche für die Gürtelrose charakteristischen Pickelchen abheilen, bleibt Dein Kind daher in den eigenen vier Wänden.

Gürtelrose im jugendlichen Alter

Im Gegensatz zu einem Ausbruch der Gürtelrose im Kindesalter besteht bei Jugendlichen ein höheres Risiko, an einer Reaktivierung der Varizella-Zoster-Viren zu leiden. Vorrangig kommt es bei einer starken Belastung und Stress zu einem "Erwachen" der latent im Körper befindlichen Erreger. Teenager leiden in vielen Fällen an einer hormonellen Belastung, die im Laufe der Pubertät ansteigt. Daher vergrößert sich gleichermaßen das Risiko einer Herpes-Zoster-Infektion.

In vielen Fällen kommen gerade Jugendliche mit den Risiko-Faktoren, die eine Gürtelrose bedingen, in Berührung. Aufgrund von privatem und schulischen Stress leiden die Teenager unter einer Schwächung der körpereigenen Abwehr. Zudem führen die hormonellen Turbulenzen zu einer weiteren negativen Beeinträchtigung der weißen Blutkörperchen und ihrer Tätigkeit als Fresszellen.

Viele Jugendliche neigen zu einer ungesunden Ernährung. Gleichzeitig gönnen sie ihrem Körper wenig Ruhe. Aufgrund von einer nicht ausreichenden Schlafdauer entsteht eine zusätzliche Belastung des Immunsystems. Daher tritt die Reaktivierung der für den Herpes Zoster verantwortlichen Erreger ein. Ebenso droht die Erkrankung aufgrund einer starken körperlichen Betätigung, die mit einer unzureichenden Ernährung einhergeht. Vorwiegend bei jungen Menschen tritt die Gürtelrose als spontane Infektion ein.

In den jungen Jahren der Patienten siedeln sich die Varizella-Zoster-Viren in den seltensten Fällen an den Körperseiten an. Stattdessen befindet sich der Ausschlag auf der Brust der Teenager oder zwischen den Schulterblättern.

Oftmals besteht aus dem Grund die Gefahr, den Herpes Zoster mit einer Allergie zu verwechseln. Gleichzeitig tritt die Gürtelrose bei Jugendlichen nicht in Form einer pulsierenden Neuralgie in Erscheinung.

Die neuralen Schmerzen präsentieren sich als einseitige Stimulation der Nerven, welche die Teenager häufig ausschließlich als taubes Gefühl wahrnehmen. Daher bemerken die jungen Patienten den Herpes Zoster erst verspätet. Um einem Befall der Varizella-Zoster-Viren bei Kindern und Jugendlichen vorzubeugen, eignet sich beispielsweise die Varizellen-Impfung. Gern erkläre ich Dir, was es mit der medizinischen Maßnahme, die seit dem Jahr 2004 existiert, auf sich hat.

Bei einer Varizellen-Impfung erhalten die kleinen Patienten eine Injektion, in der sich die Varizella-Zoster-Viren in einer kleinen Dosis befinden. Dadurch erhält der Organismus der Kinder die Möglichkeit, Abwehrkräfte gegen die Erkrankung zu entwickeln. Ohne eine Infektion mit den Windpocken kommt es nicht zu einer Reaktivierung der Erreger. Daher profitieren die Kinder und Teenager von einem Schutz vor der Erkrankung. Jedoch existiert ein separater Impfstoff gegen die Gürtelrose bislang ausschließlich in den Vereinigten Staaten von Amerika.

Gürtelrose bei Senioren

Die Wahrscheinlichkeit, an dem Herpes Zoster zu erkranken, steigt mit dem zunehmenden Alter der Patienten. Bereits ab dem 50. Lebensjahr kommt es vergleichsweise häufig zu einer Reaktivierung der Varizella-Zoster-Viren. Ab dem 60. bis zu dem 80. Lebensjahr steigt das Risiko einer Infektion deutlich an. Dies liegt an dem Umstand, dass vorwiegend Senioren ausschließlich über eine geschwächte körpereigene Immunabwehr verfügen. Zusätzlich beeinträchtigen Herzmedikamente die Leistung der weißen Blutzellen.

Auf diese Weise dringen Fremdkörper in den Organismus und sorgen für eine weitere Schwächung. In dem Fall entsteht eine Aktivierung der bislang latenten Varizella-Zoster-Viren. Der Krankheitsverlauf zeigt sich bei älteren Menschen in der Regel schwerwiegender als bei jüngeren Patienten. Hierbei leiden die Senioren an den neuralen Schmerzen, die der Herpes Zoster mit sich bringt. Auf der empfindlichen Haut der älteren Personen führt der Ausschlag schneller zu der Bildung von Narben.

Des Weiteren steigt neben der Gefahr einer Infektion mit den Gürtelrose-Erregern das Risiko von auftretenden Komplikationen. Beispielsweise leiden ältere Menschen vermehrt an einer Zweitinfektion mit dem Herpes Zoster. Als Grund präsentiert sich das instabile Immunsystem, was die Senioren zu einer Risiko-Gruppe im Bezug auf die Gürtelrose macht.

Komplikationen

Welche Komplikationen entstehen bei der Gürtelrose?

Nicht in jedem Fall läuft der Herpes Zoster mit Komplikationen ab. Unter Umständen wächst sich die Infektion aus, sodass sie im schlimmsten Fall zum Tod führt. Zunächst erkläre ich Dir die allgemeinen Probleme, die im Verlauf der Gürtelrose auftreten können. Dazu zählt beispielsweise eine bakterielle Sekundär-Infektion. Das bedeutet, dass sich innerhalb der entzündeten Hautareale Bakterien ansiedeln.

Sie führen zu einem Eitern der Hautschicht, sodass sich Narben bilden. Des Weiteren kommt es bei folgenden Faktoren zu einer Narbenbildung bei dem Herpes Zoster:

- eine Störung der Pigmente,
- Einblutungen
- sowie Einschmelzungen.

Die Varizella-Zoster-Viren führen im Bereich der Nerven zu Läsionen, sodass eine gestörte Empfindung führt. Heilt sie nicht zusammen mit dem Herpes Zoster ab, entstehen Lähmungs-Erscheinungen, die sich

Paresen nennen. Zusätzlich kommt es vor, dass die Parästhesien in dem entzündeten Hautareal nicht abklingen. Somit leiden die Patienten an einem anhaltenden Taubheitsgefühl.

Befällt der Virus die Nerven des Auges oder des Ohrs, besteht ein Risiko einer folgenden Blindheit oder Taubheit. Zudem führen der Zoster oticus und der Zoster ophthalmicus zu Sinnes-Störungen. Hirnhaut-Entzündungen entstehen beispielsweise, wenn sich die Varizella-Zoster-Viren an das zentrale Nervensystem anlagern. Zusätzlich besteht nach der Gürtelrose die Gefahr, an einem generalisierten Herpes Zoster zu erkranken. Bei der disseminierten Form der Krankheit befallen die Erreger die gesamte Haut sowie innere Organe.

Die postzosterische Neuralgie

Zu den relativ häufigen Komplikationen bei einer Gürtelrose-Infektion gehört die postzosterische Neuralgie, die Ärzte als postherpetische Neuralgie bezeichnen. Leidest Du an der Folge-Erscheinung des Herpes Zoster flammen die charakteristischen Schmerzen in unregelmäßigen Abständen erneut auf. Ebenso besteht die Möglichkeit, dass das Brennen nicht abklingt, sondern zu einer chronischen Pein ausartet.

Speziell bei älteren Erkrankten tritt die postzosterische Neuralgie auf. Hierbei kommt es zu einer dauerhaften Schädigung der von der Gürtelrose betroffenen Nerven, sodass sie überempfindlich reagieren. Ein leichter Druck reicht aus, um ein unangenehmes Kribbeln zu verursachen. Bei einigen Betroffenen verschwindet diese Form der Neuralgie nach einem gewissen Zeitraum.

Im ungünstigsten Fall bleibt die Folge-Erscheinung des Herpes Zoster ein Leben lang bestehen.

Die Schmerzen bei der postzosterischen Neuralgie übertreffen im Regelfall das Missempfinden der eigentlichen Gürtelrose. Um die starke Pein einzudämmen, achtest Du auf die Symptome, die sich in Form der Nervenschmerzen zeigen. Auf die Weise besteht die Möglichkeit, das Brennen und Kribbeln mit speziellen Arzneien zu unterbinden.

Folgeerkrankungen der Gürtelrose

In den meisten Fällen verläuft die Erkrankung Gürtelrose ohne große Schwierigkeiten. Jedoch existiert vorwiegend bei älteren Menschen das Risiko, dass während der Krankheit verschiedene Komplikationen auftreten. Bereits in dem vorherigen Abschnitt ging ich auf die unterschiedlichen Problematiken ein, zu denen der Herpes Zoster unter Umständen führt. Aus medizinischer Sicht kommt es durch eine Infektion mit den Varizella-Zoster-Viren im gleichen Fall zu Folgezuständen, an denen die betroffenen Personen leiden.

Vorwiegend entstehen die Komplikationen bei einem Herpes Zoster an der Haut, an dem Auge oder am Zentralen Nervensystem. Hierbei stellen sich die Veränderungen als akute oder chronische Problematik dar. Um Dir die Folgen zu verdeutlichen, gehe ich näher auf die einzelnen Komplikationen ein. Beginnen wir mit den Folgezuständen in dem akuten Stadium. Hierbei bilden sich an der Haut beispielsweise bakterielle Sekundär-Infektionen. Bereits im Vorfeld habe ich Dich über das Risiko der Entzündungen aufgeklärt.

Weiterhin zählen zu den akuten Schwierigkeiten an der Haut der Zoster haemorrhagitus sowie der Zoster gangraenosus. Ersteres bezeichnet ein Einbluten der Bläschen, was ausschließlich bei einem schweren Verlauf des Herpes Zoster vorkommt. Dagegen ist der Zoster gangraenosus als nekrotisierender Zoster zu verstehen. Hierbei entsteht neben dem Ausschlag eine Nekrose, die das Absterben einzelner Gewebezellen bezeichnet.

Das bedeutet, dass diese Form der Gürtelrose im schlimmsten Fall zu einem Verlust von Gewebe führt. In der Regel geht der Zoster gangraenosus mit einer Systemerkrankung einher. Im Gegensatz zu anderen Herpes-Zoster-Formen leiden die Betroffenen ausschließlich an geringen Schmerzen. Hierbei ergibt sich eine deutliche Diskrepanz zwischen der Neuralgie und der schwerwiegenden Folge.

Als eine weitere akute Komplikation der Gürtelrose präsentiert sich der Zoster generalisatus. Hierbei handelt es sich um den generalisierten Herpes Zoster, der sich auf die gesamte Haut ausbreitet. Im Vergleich zu dem Zoster gangraenosus besteht eine gute Chance, diese Komplikation mithilfe von Medikamenten in den Griff zu bekommen.

Akute Komplikationen

In dem Akut-Stadium der Gürtelrose entstehen unter Umständen Komplikationen im Bereich des zentralen Nervensystems. Zu den Problematiken zählen als Beispiele:

- die Enzephalitis,
- die Meningitis,
- die granulomatöse Arteriitis,
- die segmentalen Paresen
- sowie die Fazialisparese bei dem Zoster oticus.

Bei der Enzephalitis handelt es sich um eine Entzündung des Gehirns. Vorwiegend tritt die Komplikation bei einer Infektion des Nervus trigeminus ein. Beispielsweise bemerkst Du die Störung aufgrund von Kopfschmerzen, Schwierigkeiten beim Sehen sowie Lähmungs-Erscheinungen. Zu den Entzündungen gehört gleichermaßen die Meningitis, die vorwiegend die Hirnhaut betrifft. Unter der granulomatösen Arteriitis verstehen die Ärzte eine entzündliche Reaktion der Arterien.

Des Weiteren besteht das Risiko, dass Komplikationen im Bereich des Auges auftreten. Während der akuten Phase der Gürtelrose erhöht sich die Wahrscheinlichkeit für folgende Problematiken:

- Konjunktivitis,
- Uveitis,
- Episkleritis (Skleritis),
- Keratitis
- und die als Glaukom bekannte Iridozyklitis.

Bei der Konjunktivitis handelt es sich um eine Entzündung der Bindehaut, während die Uveitis eine Inflammation der mittleren Augenhaut bezeichnet. Zusätzlich erläutere ich Dir die Definition der Episkleritis. In der Folge der Komplikation erkennst Du auf der Lederhaut des Auges, der Sklera, Zeichen für eine Entzündungs-Reaktion. Eine Inflammation der Hornhaut nennen die Mediziner Keratitis.

Neben den bereits genannten Komplikationen existiert die Option, dass sich die Folgezustände im Bereich der inneren Organe präsentieren. Beispielsweise leiden die Patienten in dem Fall unter:

- einer Pneumonie,
- der Arthritis,
- der Ösophagitis,
- einer Myokarditis,
- einer Pankreatitis
- oder der Enterokolitis.

Die Ösophagitis bezeichnet eine Entzündung der Speiseröhre. Dagegen liegt der Entzündungsherd bei der Myokarditis im Bereich des Herzmuskels. Interessierst Du Dich für die Definition der Pankreatitis, gebe ich Dir über die Komplikation auf einfache Weise Auskunft. Hierbei handelt es sich um eine Bauchspeicheldrüsen-Entzündung. Befindet sich die Entzündungs-Reaktion im Darm, sprechen die Mediziner von einer Enterokolitis.

Chronische Komplikationen

Zu den chronischen Komplikationen bei dem Herpes Zoster gehört der persistierende Zoster. Zusätzlich kommt es bei den Betroffenen zu einer Narbenbildung, wobei atrophische und hypertrophe Narben entstehen. An einigen Hautstellen führen die Hautveränderungen zudem zu einer Hyper-Pigmentierung. Beispielsweise zeichnen sich auf dem betroffenen Segment bräunliche Flecken ab. Im Gegensatz dazu führt eine Depigmentierung zu weißen Stellen auf der Haut. Beide Faktoren können als chronische Schwierigkeiten bei einer Gürtelrose auftreten.

Des Weiteren gehe ich in dem Abschnitt auf die granulomatösen Hautveränderungen ein. Auch hierbei kommt es zu einer starken Pigmentierung der Haut, die sich in vielen Fällen als einseitig erweist. Weiterhin stellst Du auf der entsprechenden Hautstelle eine Ansammlung winziger Hautknötchen fest. In der Fachsprache heißen die Zellansammlungen Granulome. Abhängig von ihrer Größe unterscheiden sich die Wucherungen kaum von den Pseudolymphomen. Diese stellen im gleichen Fall chronische Komplikationen nach einer Gürtelrose dar.

Seltener kommt es nach einer Infektion mit den Varizella-Zoster-Viren zu einer Psoriasis-Manifestation. Als Synonym verwenden die Ärzte oftmals den Begriff "Köbner-Phänomen". Dabei handelt es sich um einen isomorphen Reizeffekt, den die Patienten dauerhaft spüren. Neben dem bleibenden Missempfinden geht die Psoriasis-Manifestation ebenso wie die granulomatösen Hautveränderungen mit einer Knötchenbildung einher.

Zu den chronischen Komplikationen am Nervensystem zählt die postherpetische Neuralgie. Bereits im Vorfeld bin ich auf das unangenehme Phänomen eingegangen.

Jedoch weise ich Dich noch einmal darauf hin, dass zehn bis 20 Prozent aller Gürtelrose-Patienten an der postzosterischen Neuralgie erkranken. Jedoch kommen die chronischen Nervenschmerzen bei Kindern nur in den seltensten Fällen vor. Demnach existiert eine deutliche Altersabhängigkeit, die sich bei der Manifestationsrate der postherpetischen Neuralgie zeigt.

Im Gegensatz zu anderen Folgezuständen der Gürtelrose stellt eine Abwehrschwäche keine Ursache für diese Komplikation dar. Vielmehr spielen das Alter und das Geschlecht eine tragende Rolle. Im Schnitt leiden Frauen daher häufiger an der Schwierigkeit. Neben der Neuralgie besteht das Guillain-Barré-Syndrom als chronisches Problem nach einem Herpes Zoster. Bei dem akut auftretenden Krankheitsbild entstehen inflammatorische – also entzündliche – Änderungen des peripheren Nervensystems.

Vorwiegend die Nervenwurzeln, die aus dem Rückenmark hervorgehen, sind von dem Phänomen betroffen. Die Patienten spüren eine rasche Veränderung des Blutdrucks, wobei der Zustand zwischen einem An- und Abstieg schwankt. Gleichzeitig kommt es zu Blasen- und Darmstörungen, wodurch die Erkrankung eine besonders peinigende Komponente erhält.

Zudem bilden sich als chronische Komplikationen nach einer Infektion mit den Varizella-Zoster-Viren motorische Neuropathien und die Myelitis. Letzteres stellt eine Entzündung des Rückenmarks dar. Ebenso gehören zu den dauerhaft bleibenden Problemen Bauchwandhernien und Lähmungen des Zwerchfells. Beide Schwierigkeiten gehören zu den segmentalen Lähmungen. Des Weiteren erhöht sich nach einer Erkrankung mit der Gürtelrose das Risiko, eine Harnblasen-Dysfunktion zu erleiden.

Auswirkungen auf immungeschwächte Personen

Bei Personen mit einer pathologischen oder einer iatrogenen Immunschwäche entsteht in einigen Fällen ein atypischer Verlauf der Herpes-Zoster-Infektion. Beispielsweise tritt das Exanthem, also der auftretende Ausschlag, ausschließlich in einer mitigierten Form auf. Dabei besteht eine geringe Symptomatik, wodurch es häufig zu Fehldiagnosen kommt. Deutlich öfter führt die Gürtelrose bei Patienten mit einer geschwächten körpereigenen Abwehr jedoch zu einer entzündlichen Form des Ausschlags.

Dabei bilden sich auf den betroffenen Segmenten nicht selten Hämorrhagien. Ebenso entstehen auf der Haut Einschmelzungen, welche die Ärzte als Nekrosen bezeichnen. Vorwiegend bei immunschwachen Erkrankten befällt der Herpes Zoster mehr als ein Dermatom. In der Folge kommt es beispielsweise zu einem Zoster duplex. Des Weiteren bemerken die jeweiligen Patienten, dass das Exanthem dazu neigt, über einen längeren Zeitraum zu persistieren.

Weiterhin entsteht bei den immun-defizienten Erkrankten der disseminierte Zoster in einer speziellen Häufigkeit. Die Krankheit geht in dem Fall mit einem varizellen-ähnlichen Organ- und Hautbefall einher. Demnach gleicht die Gürtelrose hierbei den Windpocken. Gleichzeitig besteht bei einer bisher nicht festgestellten chronischen Autoimmun-Erkrankung die Möglichkeit, diese mithilfe des Herpes Zoster zu diagnostizieren. Dies liegt an dem Umstand, dass die Gürtelrose beispielsweise einen frühzeitigen Marker für eine HIV-Infektion darstellt.

Daher nehmen die Ärzte bei den Herpes-Zoster-Patienten, die das 50. Lebensjahr nicht überschritten haben, zahlreiche Folge-Untersuchungen vor. Hierbei besteht die Notwendigkeit, eine Infektion mit AIDS serologisch auszuschließen. Leiden die Betroffenen an einer eingeschränkten zellulären Immunität, bilden sich atypische Varizellen-Formen. Dabei tritt der charakteristische Gürtelrose-Ausschlag als verruköse oder als ekthymatöse Effloreszenz auf.

Komplikationen nach der Geburt

Nach der Geburt kann es zu Varizellen-Komplikationen kommen

Erkrankt eine Schwangere an dem Herpes Zoster, herrscht während der Geburt eine geringe Ansteckungsgefahr. Auch in seinen ersten Lebensmonaten verfügt das Baby über die Abwehrkräfte der Mutter, die sich maternale Antikörper nennen. Während der Schwangerschaft besteht trotz der Herpes-Zoster-Infektion der Mutter keine Gefahr für das ungeborene Kind. Hierbei existiert kein Risiko für angeborene Fehlbildungen oder andere medizinische Komplikationen.

Der Grund für die temporäre Resistenz gegen die Varicella-Zoster-Viren ist das Vorhandensein der entsprechenden Antikörper im Blut der Mutter. Das bedeutet, dass eine Ansteckung mit den Erregern nicht erfolgt. Ausschließlich nach der Geburt besteht die Gefahr, dass sich der Säugling mit den Windpocken infiziert. Speziell in den ersten Lebensmonaten stellt die Erkrankung eine Gefahr für den Nachwuchs da. Zudem bleiben die Viren im Körper, sodass die Gefahr für eine Reaktivierung steigt.

Krankheitsverlauf

Wie verläuft eine Gürtelrose

Die Infektion mit den Varizella-Zoster-Viren beginnt nicht erst mit dem Ausbruch des typischen Gürtelrose-Ausschlags. Stattdessen befinden sich die Erreger seit der vorangegangenen Windpocken-Erkrankung innerhalb des Organismus. Jedoch bestanden die Viren in einer latenten Form, sodass sie sich als inaktiv entpuppten. Hierbei sprechen die Mediziner von einer stillen Infektion. Das bedeutet, dass der Körper unter dem Virus leidet, ohne dass Symptome auftreten.

Damit es zu einer Reaktivierung der Erreger kommt, verringern die T-Zellen ihre Leistung. Diese stellen eine Form der Leukozyten dar und halten die im Organismus befindlichen Viren im Normalfall in Schach. Sobald ihre Konzentration im Blut der Betroffenen sinkt, erwachen die für die Gürtelrose verantwortlichen Erreger. Aus dem latenten Virus entsteht eine aktive Form, die zu den typischen Anzeichen des Herpes Zoster führt.

Beginn der Gürtelrose mit der Vorläuferphase (Prodromalphase)

Der Verlauf des Herpes Zoster hängt eng mit den Symptomen desselben zusammen. Dabei entstehen die Anzeichen der Krankheit nach einem speziellen Muster, das sich an den Phasen der Erkrankung orientiert. Bei dem charakteristischen Krankheitsverlauf unterteilt sich die durch die Varizella-Zoster-Viren verursachte Infektion in zwei Abschnitte: die Vorläufer- und die Akutphase.

Bereits bei den Symptomen ging ich auf die Prodromalphase ein, um die allgemeinen Merkmale der Gürtelrose zu erklären. In dem Stadium der Erkrankung bilden sich die Anzeichen in unterschiedlicher Intensität aus. Dabei spielt die individuelle Konstitution der Patienten eine wesentliche Rolle. Personen mit einem starken Immunsystem verspüren kaum Symptome im Verlauf der der Vorläuferphase des Herpes Zoster. Gleichwohl besteht die Möglichkeit, dass Du während des Zeitraums nach der Reaktivierung über Kopfschmerzen klagst.

Des Weiteren schwellen die Lymphknoten drei bis fünf Tage nach dem Ausbruch der Gürtelrose an. Innerhalb der Prodromalphase entsteht bei drei Viertel der Betroffenen der beginnende Zoster-Schmerz, der mit einem tauben Gefühl der jeweiligen Hautstelle einhergeht. Während dieses Stadiums lösen sich die Varizella-Zoster-Viren aus den Ganglien und wandern an den Nervenbahnen entlang. Vorwiegend nutzen die Erreger die peripheren Nervenstränge, die sich neben der Wirbelsäule befinden.

Bei ihrer Reaktivierung vermehren sich die Erreger, wodurch es zu einer Entzündung des Nervenganglions, in dem sie sich befinden, kommt. Ebenso sorgen die Viren für eine Reizung der Nervenstränge, sodass die Betroffenen über das vorerst schwer zu lokalisierende Missempfinden klagen. Von den Nervenfasern lagern sich die Erreger an die aufsteigenden Epidermis-Zellen an. Bei ihnen handelt es sich um neue Hautzellen, die in den Bereich der obersten Hautschicht wandern.

Gelangen die Varizella-Zoster-Viren auf das entsprechende Hautareal, entsteht eine Rötung der Region. Bereits die verfärbende Hautpartie erinnert in ihrer Form an einen Gürtel. Zu den Rötungen gesellt sich eine gesteigerte Schmerzempfindlichkeit. In dem Fall reagierst Du vorwiegend auf Druck verstärkt, was in einem dumpfen Pochen mündet. Zusätzlich verspürst Du ein Kribbeln, das an einen Juckreiz erinnert. Sobald die Reizung auftritt, geht die Prodromalphase in das akute Stadium über.

Akutphase der Gürtelrose

Die Vorläuferphase bei der Gürtelrose tritt in 80 Prozent der Krankheitsfälle auf. Dabei zeichnet sich bereits die Ausbreitung des Herpes Zoster ab. Bleibt die Rötung ausschließlich auf einem Hautdermatom, sprechen die Ärzte von einem Zoster segmentalis. Als Gegenteil besteht der Zoster duplex, der über die Mittellinie des Körpers hinausgeht. Allerdings kommt diese Form der Gürtelrose selten vor.

Bei dem akuten Stadium des Herpes Zoster, bilden sich auf den geröteten Hautstellen Erytheme, die sich als kleine, erhabene Pickelchen darstellen. Der Prozess geschieht schubweise, sodass sich die charakteristischen Bläschen erst innerhalb von zwölf bis 24 Stunden bilden. Zwei bis vier Tage später verschmelzen die Pusteln, die sich bereits mit der eitrigen Flüssigkeit füllen. Während der Eintrübung gelangt die Lymphe in die Pickel, die im Anschluss aufplatzen.

Im Normalfall dauert die Akutphase des Herpes Zoster bis zu einem Monat.

Eine Woche bis zwölf Tage nach dem Öffnen der Herpes-Zoster-Bläschen trocknen diese aus und bilden eine gelbliche bis bräunliche Borke. Die Krusten lösen sich nach zwei bis drei Wochen komplikationslos ab, sofern die Betroffenen über ein gesundes Immunsystem verfügen.

Ein längerer Verlauf entsteht bei Patienten mit einer Abwehrschwäche. Hierbei präsentieren sich unter Umständen chronische Verläufe, wodurch sich bleibende Veränderungen der Haut ausbilden. Zusätzlich besteht die Gefahr einer wiederholten Eruption der Pusteln. Ein typisches Anzeichen für den Vorgang stellt eine heftige Überempfindlichkeit der entzündeten Haut dar, die Mediziner als Allodynie bezeichnen.

Ausschließlich während der akuten Phase der Gürtelrose kommt es zu den Komplikationen, die ich bereits erwähnte. Jedoch besteht bei dem Herpes Zoster in der Regel ein harmloser Krankheitsverlauf. Bei 90 Prozent der betroffenen Patienten heilt der Ausschlag innerhalb eines Monats ab.

Warum entstehen Zweit-Infektionen?

In seltenen Fällen schließt sich an die Akutphase des Herpes Zoster eine Zweit-Infektion an. Das geschieht, wenn die Patienten die mit Lymphe gefüllten Pickelchen vorzeitig aufkratzen, sodass die Erreger eine weitere Hautstelle infizieren. Jedoch besteht bei der Gürtelrose im Gegensatz zu den Windpocken eine geringere Wahrscheinlichkeit des verfrühten Öffnens der Bläschen. Bei einem normalen

Krankheitsverlauf verspüren die Betroffenen zu große Berührungsschmerzen, um die infizierte Hautstelle zu kratzen.

Bei einer Zweit-Infektion mit der Gürtelrose geht die Erkrankung direkt in das akute Stadium über, sodass keine Vorläuferphase existiert. Auf die Weise bemerken die Patienten keine allgemeinen Krankheits-Symptome. Dennoch steigt mit der zweiten Infektion die Gefahr einer dauerhaften Schädigung der Nerven. Bisher fanden Forscher keine Erklärung für eine postzosterische Neuralgie. Eine weitere Läsion der neuralen Fasern verstärkt jedoch das Risiko bleibender Schmerzen.

Diagnose der Gürtelrose

Mit Gürtelrose-Anzeichen zum Arzt

Sobald Du die ersten Anzeichen einer Infektion mit dem Herpes Zoster bemerkst, empfehle ich Dir, Deinen Hausarzt zu konsultieren. Bereits bei dem Auftreten druckempfindlicher Hautrötungen erkennen seriöse Mediziner die Gürtelrose mit dem bloßen Auge und leiten die richtige Behandlung ein. Verzichtest Du auf den Besuch bei Deinem Arzt, besteht die Gefahr, dass innerhalb des Krankheitsverlaufs die bereits beschriebenen Komplikationen bilden.

Wie erfolgen Untersuchungen und Diagnose bei Herpes Zoster?

Bei dem charakteristischen Verlauf der Gürtelrose stellt das Erkennen der Krankheit für einen ausgebildeten Mediziner kein Problem dar. Hierbei erhalten die Symptome eine besondere Priorität, um die exakte Erkrankung zu diagnostizieren. Jedoch ähnelt der Herpes Zoster in dem Prodromalstadium anderen Krankheiten, da ausschließlich allgemeine Anzeichen auftreten.

Um die Erkrankung dennoch richtig zu bestimmen, verwendet Dein Arzt spezielle Tests, die ein eindeutiges Ergebnis liefern. Das Hauptaugenmerk liegt darauf, den Herpes Zoster von Krankheiten mit einem ähnlichen Verlauf abzugrenzen. Zu diesen zählt beispielsweise der Herpes simplex. Im Wesentlichen nutzen die Mediziner zu dem Zweck zwei relevante Methoden.

Bei der ersten Variante nimmt Dein Hausarzt einen Wundabstrich vor, um den Virus zu identifizieren. Als direkter Nachweis der Krankheit eignet sich die als PCR abgekürzte Polymerase-Ketten-Reaktion. Hierbei steht ein Enzym namens DNA-Polymerase im Mittelpunkt, das die DNA des Virus mithilfe verschiedener Primer vervielfältigt. Aufgrund des doppelten DNA-Strangs erhöht sich die Wahrscheinlichkeit, den jeweiligen Erreger eindeutig zu erkennen. Alternativ legen die Ärzte eine Zellkultur an, um die Viren zu vermehren.

Bei der zweiten Untersuchungs-Methode suchen die Mediziner indirekt nach der Gürtelrose-Infektion. Das geschieht durch den Nachweis spezifischer Reaktionen durch im Organismus gebildete

Antikörper. Im Gegensatz zu der Polymerase-Ketten-Reaktion tritt auch bei Personen mit einer schwachen Immunabwehr keine Schwierigkeit durch diesen Test auf. Nachteilig zeigt sich die begrenzte Aussagefähigkeit der Antikörper-Nachweis-Methode.

Der Umstand resultiert aus der Tatsache, dass jeder Mensch, der bereits unter Windpocken litt, über die Antikörper verfügt. Aus diesem Grund geben sie nicht über eine akute Infektion mit dem Herpes Zoster Aufschluss. Daher dient der Test vorwiegend als grobe Orientierung. Für eine exakte Diagnose nehmen die Mediziner weitere Untersuchungen vor. Dabei steht beispielsweise die Schmerzempfindlichkeit der Haut des Patienten im Vordergrund.

Bereits während der Vorläuferphase des Herpes Zoster bemerkst Du das dumpfe Gefühl auf einer von der Krankheit betroffenen Hautstelle. Um die genaue Intensität der Pein zu ermitteln, nutzt Dein Hausarzt eine Schmerzskala. Dabei misst der Mediziner Deine subjektive Schmerzstärke. Jedoch erhält die Methode ebenso wie das virologische Nachweisverfahren ausschließlich bei einem komplizierten Verlauf der Krankheit Bedeutung. Beispielsweise verwenden die Experten beide Methoden bei einer Gürtelrose-Infektion, die ohne den typischen Ausschlag besteht.

Als differenzial-diagnostischer Nachweis eignen sich die charakteristischen Herpes-Zoster-Bläschen. Zudem beachten die Mediziner den atypischen Auftritt des Herpes simplex. Befindet sich die Rötung an einer Stelle, die sich für die Infektion selten zeigt, handelt es sich nach dem Ausschlussverfahren um die Gürtelrose.

Sobald der Herpes Zoster in das akute Stadium übergeht, erleichtert sich die genaue Diagnose der Erkrankung. Zwar ähneln die Pusteln den Hautbläschen bei der Krankheit Morbus Hailey-Hailey, jedoch kommt diese in seltenen Fällen vor. Daher stellt die Gürtelrose die nächstliegende Infektion dar.

Wie erkennt der Arzt den Herpes Zoster?

Bei der Erkrankung Herpes Zoster handelt es sich um eine neurokutane Krankheit, welche die Varizella-Zoster-Viren auslösen. Bei dieser Erklärung bist Du mit dem Begriff "neurokutan" konfrontiert, den ich Dir unkompliziert zu erklären versuche. In der Fachsprache bezeichnet eine neurokutane Erkrankung die Manifestation einer Infektion an bestimmten Stellen des menschlichen Organismus. Das bedeutet, dass die Symptome bei der Gürtelrose an zwei Arealen auftreten: der Haut und dem Nervensystem.

Du weißt bereits um die Symptome des Herpes Zoster, die sich in Form eines schmerzhaften Ausschlags und Nervenkribbeln präsentieren. Durch die beiden Faktoren erweist sich die Gürtelrose als neurokutane Erkrankung, die vorrangig bei älteren Menschen diagnostiziert wird. In der Regel sinken die körpereigenen Abwehrkräfte bei Personen, die das 50. Lebensjahr überschreiten. Daher kommt es ab dem Zeitraum zu spezifischen Folge-Erscheinungen der Gürtelrose.

Vorwiegend betreffen die Komplikationen die bereits in Mitleidenschaft gezogenen Organe des Patienten. Somit bemerken die Betroffenen die Reizungen im Bereich der Haut oder als Nervenschmerzen, welche sich in der Medizin Neuralgien nennen. In einigen Fällen verschlimmern sich die gesundheitlichen Probleme, bis sie eine Chronizität erreichen. Der Fachbegriff weist auf den anhaltenden Zustand der Komplikationen hin.

Demnach existiert bei einer Infektion mit den Varizella-Zoster-Viren das Risiko, dass es zu einer erheblichen Beeinträchtigung der Lebensqualität kommt. Aus dem Grund lässt sich der Herpes Zoster aus medizinischer Sicht mit anderen chronischen Krankheiten vergleichen. Zu jenen gehören beispielsweise:

- Diabetes mellitus,
- koronare Herz-Erkrankungen
- und Depressionen.

Die stärkste Komplikation bei der Gürtelrose stellen die Schmerzen dar. Hierbei erweisen sich vorwiegend die schwer zu therapierenden Nervenschmerzen als Schwierigkeit. Die Experten bezeichnen den Zustand als postzosterische oder auch postherpetische Neuralgie, wobei die Abkürzung PHN lautet.

Aufgrund der zunehmenden Lebenserwartung der Bevölkerung steigt die Anzahl älterer Menschen. Demnach existiert für die typischen Herpes-Zoster-Schmerzen ein erhöhtes Populations-Risiko. Hierbei erhalten die Erreger gleichzeitig den Vorteil eines exponentiellen Reservoir-Wirts-Anstieg. Gern erkläre ich Dir, wie es zu dem Phänomen kommt. Die hohe Lebenserwartung sorgt dafür, dass zunehmend mehr Menschen das 70. Lebensjahr erreichen. Jedoch verfügen Personen in diesem Alter über ein fragiles Immunsystem.

Daher besteht für die bereits im Organismus befindlichen Varizella-Zoster-Viren eine bessere Chance, sich als reaktivierte Erreger zu zeigen. Dringen die Viren erneut aus den Ganglien in die peripheren

Nerven ein, besteht für sie die Möglichkeit, sich zu vermehren. Das heißt somit, dass die Mehrzahl der Reservoir-Wirte für einen Anstieg der Erreger sorgt.

Vorwiegend bei immunsupprimierten Patienten sowie Menschen mit einer Organ-Transplantation führt eine Infektion mit den Herpes-Zoster-Viren zu schweren Verläufen der Erkrankung. Daher steht in diesem Fall eine schnelle und effektive Behandlung im Mittelpunkt. Ebenso profitieren die Tumor- und AIDS-Patienten von einer frühzeitigen antiviralen Therapie. Hierbei verschreibt der Arzt ihnen systematische Virostatika, sodass eine zeitnahe Abheilung der zosterischen Haut-Veränderungen eintritt.

Zusätzlich steigt die Wahrscheinlichkeit, die peinigenden Zosterschmerzen bereits vor dem ersten Auftreten zu verhindern. Aus medizinischer Sicht resultiert der Herpes Zoster ausschließlich aus dem Reaktivieren der endogen im Nervensystem persistierenden Infektion der Erreger. Demnach handelt es sich bei der Gürtelrose nicht um eine erneute Krankheit, sondern im weitesten Sinn eine Folge-Erscheinung der Varizellen.

Damit zählen die Viren der Gürtelrose zu den neurodermatotropen Herpes-Erregern. Ausschließlich diese Viren sorgen für das Entstehen einer neurokutanen Erkrankung. Aus morphologischer Sichtweise unterscheiden sich die unterschiedlichen Herpesviren kaum. Das bedeutet, dass Du unter einem Elektronen-Mikroskop nur wenige Änderungen an den Zellen erkennst. Des Weiteren weisen diese Viren eine starke Ähnlichkeit im Bezug auf die Molekular-Biologie auf.

Herpes Zoster und Herpes simplex ähneln sich

Ebenso wie die Herpes-simplex-Viren zählen die Erreger des Herpes Zoster zu der Subfamilie der Alpha-Herpesvirinae. Demnach existieren zwischen beiden Virenarten Gemeinsamkeiten, die sich vorrangig bei dem Infektionsweg zeigen. In beiden Fällen kommt es zu einer primären Infektion, wobei die betroffenen Patienten an den Varizellen leiden. Danach begeben sich die Varizella-Zoster-Viren in eine latente Persistenz, die in den sensorischen Ganglien stattfindet.

In dem Normalfall umfasst die sogenannte Latenzphase zehn bis zwanzig Jahre. Erst danach kommt es zu einer Reaktivierung der Erreger. Hierbei besteht eine Gemeinsamkeit zwischen den Herpesviren, da sich auch der Herpes simplex nach einer latenten Phase ausprägt. Jedoch erscheint bei dem Herpes Zoster ausschließlich ein klinisch manifestes Rezidiv. Dieses besteht in der ab dem mittleren Lebensalter auftretenden Gürtelrose, die mit dem typischen Ausschlag einhergeht.

Aufgrund des reaktiven Zustands der Viren kommt es in den sensorischen Ganglien zu einer Virusreplikation. In der Folge entsteht eine Nekrose, wobei im gleichen Fall Entzündungen innerhalb der Nerven auftreten.

Aus dem Grund leiden die an Gürtelrose erkrankten Patienten an den gemeinhin als Nervenschmerzen bezeichneten Neuralgien. Wie ich bereits im Vorfeld erklärte, wandern die Varizella-Zoster-Viren an den sensorischen Nerven entlang. Auf diesem Weg gelangen sie an die oberste Hautschicht.

Hier lösen die Erreger das typische Krankheitsbild der Gürtelrose, den dermatomalen Zoster, aus. Weitere Symptome stellen die Erythemen sowie die gruppiert auftretende Hautveränderung dar. Letztere bildet sich zunächst in papulovesikulöser, später in pustulöser Form. Bereits vor den ersten sichtbaren Anzeichen des Ausschlags spüren die Patienten die prodromalen Schmerzen sowie die auftretenden Parästhesien.

Beide Komplikationen entstehen ausschließlich in den Arealen, in denen sich die reaktivierten Varizella-Zoster-Viren befinden. Zusätzlich existiert die Option, dass die Entzündungen der Ganglien über den Liquor zu einer Meningitis führt. Jedoch läuft die Erkrankung ohne die charakteristische Begleit-Enzephalitis ab. Erst nach dem Abheilen des Ausschlags sowie dem Abklingen der akuten Schmerzen stellen die Betroffenen eventuelle chronische Schmerzen fest.

Demnach ergibt sich für die postzosterische Neuralgie in der Regel keine vorbeugende Maßnahme. Stattdessen steht eine akute Behandlung im Vordergrund. Fehlen bei dem Herpes Zoster die zu sehenden Effloreszenzen, sprechen die Ärzte von einem Zoster sine herpete. Das bedeutet, dass die Gürtelrose gänzlich ohne eine sichtbare Symptomatik auftritt. In vielen Fällen verwechseln die Patienten die Erkrankung daher beispielsweise mit starkem Muskelkater oder ersten grippalen Schmerzen.

Wie erfolgt die Diagnose aus medizinischer Sicht?

In der Regel stellen die Mediziner die Diagnose im Rahmen einer allgemeinen Inspektion des Patienten. Leidest Du beispielsweise selbst an der Krankheit Gürtelrose, schaut sich Dein behandelnder Arzt zunächst Dein Hautbild an. Bei einem gewöhnlichen Verlauf der Infektion entstehen die charakteristisch gruppierten Herpes-Zoster-Bläschen auf dem erythematösen Untergrund. Hierbei steht der Begriff "erythematös" für eine entzündete und somit gerötete Hautfläche.

Um die Gürtelrose von anderen Hautveränderungen zu unterscheiden, betrachten die Experten die Symmetrie des Ausschlags. Als typisches Merkmal für den von den Varizella-Zoster-Viren ausgelösten Ausschlag präsentiert sich die Asymmetrie der Pickelchen. Dabei begrenzt die Mittellinie des Körpers das Exanthem. Gleichzeitig steht die dermatomale Anordnung der Rötung im Vordergrund, um eine erste Diagnose zu stellen.

Neben der Inspektion Deiner Haut spielt die allgemeine Symptomatik eine wesentliche Rolle. Daher befragt Dich Dein Arzt zunächst nach den charakteristischen Herpes-Zoster-Schmerzen. Unterteilt sich die Pein in die prodromalen und die zosterbegleitenden und somit segmentalen Schmerzen, liegt die Gürtelrose-Infektion als Ursache nahe. Trotzdem kommt es vorwiegend in der Prodromalphase – dem anfänglichen Stadium des Herpes Zoster – zu Schwierigkeiten bei dem Diagnostizieren der Erkrankung.

Das liegt an dem Umstand, dass in der frühen Phase die geröteten Effloreszenzen fehlen. Daher hilft in dem Fall eine Labordiagnostik, um eine eindeutige Infektion festzustellen. Hierbei steht die virologische Diagnostik im Vordergrund, da eine Abgrenzung der Varizella-Zoster-Viren von den Herpes-simplex-Erregern Relevanz erhält. Auf diese Weise unterscheiden die Ärzte die Erkrankung im gleichen Fall von den Dermatosen, die unter bestimmten Umständen ebenfalls zu einer Bildung von Bläschen führen.

Des Weiteren existieren zahlreiche Gründe, um eine vorerst klinische Verdachtsdiagnose auf eine labor-diagnostische Weise abzusichern. Beispielsweise tritt dieser Fall bei einer Infektion mit den Varizella-Zoster-Viren bei schwangeren Frauen oder einem Säugling ein. Gleichermaßen bleibt den Experten bei einer atypischen Infektion mit den Viren nichts anderes übrig, als die Erreger in einem Labor nachzuweisen.

Auch bei Menschen mit einer geschwächten körpereigenen Abwehr kommt es zu einer Labordiagnose. Vorrangig entscheiden sich die Mediziner für den Nachweis spezifischer Antikörper sowie eine Varizella-Zoster-Virus-Polymerase-Kettenreaktion. Als Abkürzung verwenden die Ärzte die Bezeichnung PCR. Alternativ kommt ein Virus-Direktnachweis zum Einsatz, wobei die Errichtung einer Zellkultur Relevanz erhält.

Um die für den Virus Varizella-Zoster spezifischen Immun-Globuline der Klassen IgG, IgM und IgA nachzuweisen, nutzen die Experten die Techniken ELISA und die Immunfluoreszenz. Hinter dem Begriff ELISA verborgt sich die englische Bezeichnung "enzyme-linked immunosorbent assay". Auf Deutsch bedeutet dies "enzymverknüpfter immunbindender Versuch".

Bei beiden Tests steht der Unterschied zwischen den Varizella-Zoster-Viren und den Herpes-simplex-Viren im Mittelpunkt. Im Gegensatz zu Letzteren besteht bei den Erregern der Gürtelrose die Möglichkeit, diese durch ein serologisches Verfahren nachzuweisen.

Eine hohe Priorität erhält in dem Fall der IgG-Antikörper-Anstieg. In der Hälfte aller Herpes-Zoster-Erkrankungen besteht weiterhin die Option, die Viren aufgrund eines IgM- oder IgA-Antikörper-Anstiegs zu identifizieren. Bei den beiden Varianten stellt sich der Nachweis der IgA-Antikörper als sensitivere Methode heraus, um die Varizella-Zoster-Viren zu diagnostizieren. Diese serologische Diagnostik findet im gleichen Fall bei Patienten mit einer geschwächten körpereigenen Immunabwehr Verwendung.

Welche anderen Diagnose-Verfahren existieren?

Vorwiegend in dem frühen Stadium der Gürtelrose, oftmals als Erythem-Stadium bezeichnet, erfolgt der Nachweis der Infektion mit den Viren über eine spezifische PCR-Detektion. Diese findet innerhalb des Gewebes statt, wobei keine standardisierten Verfahren existieren. Zusätzlich schätzen die Mediziner den Zellkultur-Versuch, den sie ebenfalls als NShell-Virali-Technik bezeichnen.

Zusätzlich besteht für die behandelnden Ärzte die Möglichkeit, die Varizella-Zoster-Viren über einen Immunfluoreszenz-Test nachzuweisen. Als indirekter und daher auch weniger sensitiver Nachweis stellt sich der Tzanck-Test heraus. Bei dem Verfahren konzentrieren sich die Experten darauf, den zytopathischen Effekt bei dem Virus Varizella-Zoster nachzuweisen.

Hierbei stehen die multinukleären Riesenzellen mit den intranukleären Einschlüssen im Vordergrund.

Mittlerweile rückt aufgrund der zahlreichen Alternativen die Elektronen-Mikroskopie zunehmend mehr in den Hintergrund. Bei dem Verfahren spielt der morphologische Nachweis der Herpesviren durch die typische Flüssigkeit in den Bläschen eine tragende Rolle. Auf diese Weise nutzen die Ärzte beispielsweise einen Bläschen-Grundabstrich, um die genaue Art der Viren zu identifizieren. Jedoch besteht ein wesentlicher Nachteil bei der Methode: Eine Differenzierung der einzelnen Herpesviren ist unmöglich.

Demnach besteht das Risiko, die Varizella-Zoster-Viren mit den Erregern für den Herpes simplex Typ 1 und 2 zu verwechseln. Daher gilt die Elektronen-Mikroskopie als routinemäßige Variante nicht als Alternative.

Wie erfolgen die Differenzial-Diagnosen?

Neben der Inspektion und der Labordiagnose erhält die Differenzial-Diagnose bei einer Gürtelrose-Infektion eine hohe Relevanz. Zunächst erkläre ich Dir, warum die Differenzial-Diagnose diese Wichtigkeit bekommt. Entstehen bei einem unter dem Herpes Zoster leidenden Patienten ausschließlich unspezifische Symptome, geht es in der Medizin darum, ähnliche Erkrankungen aufgrund von minimalen

Unterschieden auszuschließen. Dafür besteht vorerst die Notwendigkeit, die Kenntnis über die entsprechenden Infektionen zu erlangen.

Aus dem Grund stelle ich Dir die charakteristischen Krankheiten, die bei einer Differenzial-Diagnose Anwendung finden, vor. An vorderster Stelle steht hierbei der Herpes simplex, der in einigen Fällen über eine besondere Ähnlichkeit mit dem Herpes Zoster verfügt. Gleichzeitig liegt das Hauptaugenmerk auf dem Erysipel, das ebenfalls verschiedene Ausprägungen aufweist. Ähnliche Prioritäten bekommen das hämorrhagische sowie das bullöse Erysipel.

Eine weitere Differenzial-Diagnose ist die Kontakt-Dermatitis, die Du vielleicht besser unter der Bezeichnung Juckreiz kennst, Insektenstiche und die bullösen Dermatosen. Gleichzeitig spielt das bullöse Pemphigoid eine wichtige Rolle. Auch die als Blasensucht bezeichnete "pemphigus vulgaris" ziehen Mediziner bei dieser Art der Diagnose in Betracht.

Seltene Differenzial-Diagnosen bilden die Phlegmone sowie die Panniculitis. Jedoch existieren auch in diesem Bereich Fälle, in denen sich bei beiden Erkrankungen weniger bis keine differenzial-diagnostischen Komplikationen zeigen. Kommt es bei einer Infektion mit den Varizella-Zoster-Viren zu einem unklaren klinischen Bild oder unauffälligen Symptomen, steht der Virusnachweis im Mittelpunkt. Beispielsweise geschieht dieser mithilfe des PCR oder einer Viruskultur.

Des Weiteren nimmt die Serologie einen hohen Stellenwert ein. Ausschließlich als zur Orientierung genutzte Maßnahme eignet sich der Tzanck-Test. Leiden die betroffenen Patienten an dauerhaft bleibenden Schmerzzuständen, die auch nach dem Abheilen des Herpes Zoster nicht vergehen, nehmen die Experten eine serologische Untersuchung vor. Diese weist retrospektiv auf die Diagnose Gürtelrose hin und sichert sie auf diese Weise. Speziell in dieser Phase gilt ein Virusnachweis als unmögliche Alternative.

Zusammenfasung der Diagnostik

Infektionen mit den Varizella-Zoster-Viren zeigen sich im Normalfall durch ein charakteristisches klinisches Bild. Demnach kommt es ausschließlich in ausgewählten Fällen zu einer spezifischen Diagnostik. Diese bezieht sich in der Regel auf atypische Krankheitsbilder, welche Personen mit einer Immunschwäche aufweisen.

Zusätzlich betrifft der Umstand Menschen mit einer Erkrankung des zentralen Nervensystems, Pneumonie und Infektionen während der Schwangerschaft. Gleichzeitig findet eine spezifische Diagnostik Anwendung, um die Impfvarizellen von den natürlich erworbenen Erregern zu unterscheiden.

Wie funktioniert der direkte Virusnachweis?

Als erste Methode wählen die Mediziner den Nukleinsäure-Nachweis, durch den sie die Varizella-Zoster-Viren erkennen. Das geschieht mit der Hilfe einer Polymerase-Kettenreaktion. Vorwiegend bei atypischen Krankheitsbildern spielt diese Maßnahme eine wichtige Rolle.

Des Weiteren findet für die Diagnostik der Antigen-Nachweis durch einen direkten Immun-Fluoreszenztest Anwendung. Diesen Test führen die Experten mittels Zellkulturen durch. Jedoch weist das Verfahren mehrere Nachteile auf. Es gehört zu den aufwendigen und langwierigen Tests, wobei es jedoch nur wenig sensitiv ist. Als Material für die Untersuchung eignen sich die Flüssigkeit der Bläschen, Liquor sowie die bronchoalveoläre Lavage.

Ebenso besteht die Option, das EDTA-Blut zu verwenden. Um eine intrauterine Infektion nachzuweisen, nutzen die Experten Chorionzotten, das Fruchtwasser sowie das fetale Blut. Alle drei Komponenten untersuchen sie auf die DNA der Varizella-Zoster-Viren.

Wie stellt sich der indirekte Virusnachweis dar?

Der Nachweis der spezifischen Antikörper gelingt durch ein serologisches Verfahren. Hierbei nutzen die Mediziner beispielsweise die Methoden ELISA und IFAT (Indirekter Immunfluoreszenz-Antikörper-Test). Aus dem Serum oder aus einer meningoenzephalitischen Verlaufsform aus dem Liquor extrahieren die Ärzte die weißen Blutkörperchen. Vorwiegend bei der Gürtelrose spielen die spezifischen IgA-Antikörper eine wesentliche Rolle. Dagegen verfügen die IgM-Antikörper in der Regel über keine deutliche diagnostische Aussagekraft.

Behandlung

Wie erfolgt die Behandlung der Gürtelrose?

Erkennst Du die Krankheitszeichen an Dir, besteht kein Grund zur Sorge. Ich führe im Verlauf des Buches medizinische und homöopathische Behandlungs-Methoden gegen die Symptome des Herpes Zoster auf. In der Regel ist die Gürtelrose eine schmerzhafte, aber harmlose Krankheit, die spätestens nach einem Monat abheilt. Antivirale Medikamente beschleunigen die Linderung der Infektion, wobei die Erreger im Körper bleiben. Um sich vor den Folgen der Gürtelrose zu schützen, eignet sich eine Impfung gegen Varizella Zoster.

Besteht bei Gürtelrose die Pflicht einer Krankschreibung?

Speziell Arbeitnehmer kennen das Problem, dass bei einer langen Erkrankung eine Rüge des Chefs droht. Jedoch besteht bei einer Reaktivierung der Varizella-Zoster-Viren die zwingende Pflicht, bereits bei den ersten Symptomen einen Arzt aufzusuchen. Dieser schreibt die betreffenden Patienten über einen längeren Zeitraum krank, wobei die Personen die Bettruhe einhalten. Zudem achten sie darauf, keinen oder ausschließlich wenig körperlichen Kontakt mit anderen Menschen aufzunehmen.

Der Umstand erhält Relevanz, da der Herpes Zoster eine hohe Ansteckungsgefahr birgt. In den typischen Gürtelrose-Bläschen, die in der akuten Phase der Erkrankung auftreten, befinden sich die Erreger, welche bei gesunden Personen zu einer Varizellen-Infektion führen. Daher ist die Krankheit vorwiegend für Kinder, die bisher noch nicht an den Windpocken litten, ansteckend. Arbeitest Du beispielsweise in einem Kindergarten oder einer Schule und erkrankst an dem Herpes Zoster, nimmt die Krankschreibung einen hohen Stellenwert ein.

In der Regel überdauert die Krankschreibung den Zeitraum, bis die Herpes-Zoster-Pusteln komplett abheilen. Dabei existiert keine spezielle Dauer. Stattdessen hängt der Verlauf der Krankheit von dem gesundheitlichen Zustand des Patienten und dem Beginn der Therapie ab. Im Schnitt bleiben Personen, die an einer Gürtelrose leiden, drei bis sechs Wochen zu Hause. Durch die Einnahme von antiviralen Medikamenten besteht die Möglichkeit, den Verlauf der Erkrankung zu verkürzen.

Bei Menschen mit einem starken Immunsystem verkrusten die Herpes-Zoster-Bläschen bereits nach vierzehn Tagen. Daher beträgt die Dauer ihrer Krankschreibung ausschließlich zwei Wochen. Im Gegensatz dazu hüten Patienten, bei denen zusätzliche Komplikationen auftreten, über einen längeren Zeitraum das Bett. Speziell bei einem generalisierten Zoster existiert die Möglichkeit einer Krankschreibung, die acht Wochen oder länger anhält.
Bereits ab dem Auftreten erster Symptome, die auf den Herpes Zoster hinweisen, gelten die betroffenen Personen als arbeitsunfähig. Die entsprechende Arbeits-Unfähigkeits-Bescheinigung bekommen die Betroffenen auch dann von ihrem Hausarzt ausgestellt, wenn sich die Merkmale der Gürtelrose in geringfügiger Form zeigen. Ob die Krankschreibung über einen längeren Zeitraum Bestand hat, entscheidet der behandelnde Mediziner in der Regel nach drei Wochen. In dem Fall erfolgt eine weitere Anamnese, bei Bedarf kommt es noch einmal zu einer Gewebeprobe.

Bei der Gürtelrose handelt es sich um eine Erkrankung, die aufgrund von Stress schlimmere Ausmaße annimmt. Daher erhalten die Patienten in jedem Fall eine Krankschreibung, sobald der Arzt die Herpes-Zoster-Erreger nachweist. Besteht ausschließlich eine leichte Infektion, ergibt sich in bestimmten Fällen die Möglichkeit, dem Beruf weiterhin nachzugehen. Jedoch benötigen die Arbeitnehmer in dem Fall die Zustimmung des Mediziners. Zusätzlich tritt der Umstand nur dann ein, wenn die entsprechenden Personen keinen körperlichen Kontakt zu ihren Mitmenschen aufnehmen.

Nehmen die Patienten bereits Medikamente ein oder verfügen über ein geschwächtes Immunsystem, tritt die Krankschreibung zwingend ein. Des Weiteren präsentiert sich der Herpes Zoster als meldepflichtige Erkrankung. Das bedeutet, dass bereits bei den ersten Symptomen ein Besuch bei dem Hausarzt als zwingend gilt. Dieser schickt die Meldung des Falls an das zuständige Gesundheitsamt.

Ärztliche Behandlung der Gürtelrose

Für die Behandlung der Gürtelrose gilt dasselbe wie für andere Erkrankungen. Zunächst führt Dein Hausarzt eine Anamnese durch und befragt Dich über Deine bisherige Krankengeschichte. Danach erfolgt die Analyse der Symptome sowie deren Ausprägung, um ähnliche Krankheiten auszuschließen. Inspiziert der Mediziner die betreffende Hautstelle, sieht er sich die Pusteln an. Nur wenn sich diese im Anfangsstadium befinden, lohnt sich eine medikamentöse Behandlung des Herpes Zoster.

Bei einer Infektion mit den Varizella-Zoster-Viren existieren mehrere Arten der Therapie. Hierbei spielt die Intensität der Schmerzen sowie das jeweilige Stadium der Gürtelrose eine wichtige Rolle. Die medikamentöse Behandlung setzt es sich zum Ziel, die typischen Zoster-Schmerzen zu dämpfen und die Dauer sowie das Ausbreiten der Infektion zu mindern. Des Weiteren besteht bei der Therapie mit den richtigen Arzneien die Möglichkeit, die Wahrscheinlichkeit einer postzosterischen Neuralgie zu reduzieren.

Die 3 wichtigsten Therapien bei einer Gürtelrose

Um gegen den Herpes Zoster vorzugehen, nehmen zahlreiche Ärzte vorerst eine symptomatische Behandlung vor. Dabei konzentriert sich die Therapie auf die auftretenden Anzeichen der Krankheit und nicht auf die Infektion selbst. Bei einer durch die Varizella-Zoster-Viren ausgelösten Erkrankung besteht nicht die Möglichkeit, die Erreger zu vernichten. Stattdessen setzen es sich die Mediziner zum Ziel, den Virus erneut in seine latente Form zu drängen. Um bei der symptomatischen Therapie die akuten Schmerzen zu lindern, verabreicht Dein Hausarzt Dir Analgetika. Hierbei nützen leichte Schmerzmittel wie Ibuprofen in der Regel nicht.

Daher verwendet Dein Arzt leichte Opiate wie das Tramadol, das kombiniert mit einem Co-Analgetikum die Nervenschmerzen hemmt. Die Co-Analgetika gehören nicht zu der Rubrik der Schmerzmittel, sondern in die Kategorie der Antidepressiva oder der Antiepileptika. Als mögliche Arzneien verschreibt Dir Dein Arzt demnach Amitriptylin oder Carbamazepin.

Die Medikamente unterstützen die Linderung der neuropathischen Pein. Abhängig von Deinem Stoffwechsel besteht die Gefahr, dass die Arzneien nicht auf Schmerzen wirken.

Wie funktioniert die antivirale Behandlung?

Bei der antiviralen Therapie steht die Verhinderung der Erreger-Vermehrung im Fokus. Hierbei kommen Virostatika zum Einsatz, die aus folgenden Wirkstoffklassen stammen:

- Aciclovir,
- Brivudin,
- Valaciclovir
- und Famciclovir.

Eine antivirale Behandlung erhält ausschließlich bei einem schweren Verlauf des Herpes Zoster Notwendigkeit. Sie sorgt dafür, dass sich der Krankheitsverlauf verkürzt und dass die Wahrscheinlichkeit einer Komplikation sinkt. Vorwiegend empfehle ich diese Art der Behandlung bei Patienten, die das 50. Lebensjahr bereits überschritten sowie bei Menschen, die eine Immunschwäche aufweisen. Zudem erhält die antivirale Therapie bei einer im Gesicht befindlichen Herpes-Zoster-Infektion Priorität.

Leiden die an der Gürtelrose Erkrankten zusätzlich an einer atopischen Hautkrankheit wie der Neurodermitis, eignet sich die antivirale Behandlung ebenfalls. Dabei bekommt der frühzeitige Einsatz der Arzneien Relevanz. Speziell ein bis zwei Tage nach dem Auftritt der ersten Symptome beginnt die Therapie. Nach dem Zeitraum erhält die Gabe der Virostatika Bedeutung, um eine generalisierte Form des Herpes Zoster zu vermeiden.

Damit die Medikamente zeitnah in den Organismus gelangen, erfolgt die Einnahme oral oder intravenös. Das bedeutet, Du erhältst das jeweilige Mittel in Tablettenform oder als Injektion. Um die Entzündung zu stillen, eignet sich die Kortikosteroid-Therapie, bei der die Entzündungshemmer eine besondere Bedeutung einnehmen. Hierbei reduzieren die Kortikosteroide körpereigene Immunantwort auf die Infektion mit den Varizella-Zoster-Viren.

Bei der Herpes-Zoster-Behandlung sorgt der bekannteste Vertreter aus der Gruppe, das Cortisol, für eine Linderung der Entzündungs-Reaktion. Hierbei steht die exakte Dosierung der Arznei im Mittelpunkt, da eine zu starke Cortisol-Gabe zu einer Beeinträchtigung der Immunabwehr führt. Daher bieten seriöse Mediziner keine alleinige Therapie mit den Kortikosteroiden an, sondern nutzen zusätzlich die antivirale Behandlung. Auf die Weise dämmen sie die Entzündung der Nerven und der versorgten Hautstellen ein und verhindern gleichzeitig eine Vermehrung der Erreger.

Welche Therapie hilft gegen den Juckreiz?

Neben der Entzündung der obersten Hautschicht stellt der unangenehme Juckreiz das größte Problem bei der Gürtelrose dar. Daher erhält eine Behandlung gegen das Jucken einen enormen Stellenwert. Um das Kribbeln zu lindern, verschreibt Dein Hausarzt Dir Zinksalbe, die ihre Wirksamkeit dem Inhaltsstoff Zinkoxid verdankt. Die Ingredienz zeichnet sich durch ihren antiseptischen Effekt aus.

Gleichzeitig verfügt die Salbe über eine hohe Aufnahmefähigkeit von Wasser. Der Umstand ermöglicht es der Creme, die betroffenen Hautstellen auszutrocknen.

Des Weiteren beinhaltet die Arznei das Vitamin A, das den Aufbau neuer Hautzellen vorantreibt. Ebenso eignet sich eine antibakterielle Tinktur namens Vioform, um den Juckreiz einzudämmen. Zudem verhindert das mit einem Pinsel aufzutragende Mittel eine weitere Infektion der entzündeten Hautareale. Um die Schmerzen und das Kribbeln zu betäuben, verschreibt Dir Dein Arzt Lidocain, das ein örtliches Betäubungsmittel darstellt. Dieses trägst Du auf die gereizte Haut auf, sodass es die Weiterleitung des Brennens blockiert. Somit nimmst Du den Reiz für einen gewissen Zeitraum nicht wahr.

Welche Behandlung funktioniert bei den Pusteln

Ebenso wie gegen den Juckreiz hilft die Zinksalbe gegen die charakteristischen Herpes-Zoster-Bläschen. Um das Austrocknen der Pickel zu beschleunigen, eignen sich antiseptische Mittel wie beispielsweise die Lotio alba. Durch das direkte Auftragen der Tinktur auf die Vesikel entsteht ein austrocknender Effekt. Auf die Weise bilden sich die Krusten auf den Pusteln schneller. Damit sich die gelblichen bis bräunlichen Borken lösen, ohne dass Narben zurückbleiben, erhältst Du krustenlösende Salben.

Des Weiteren bekommt die Feuchtigkeit für die Dermis eine hohe Relevanz. Nach der austrocknenden Wirkung der Zinkmixturen braucht Deine Haut Pflege, damit keine Risse entstehen. Hierfür fragst Du Deinen Arzt nach der Bepanthen-Salbe, die einen positiven Effekt auf die oberste Hautschicht besitzt. Sie mildert Entzündungs-Reaktionen und verhindert eine folgende Infektion durch Bakterien.

Zudem weist die Creme mit dem Namen Dermatop eine gute Wirksamkeit bei den Irritationen der Epidermis auf. Durch die in der Salbe befindlichen Ingredienzien lösen sich die Krusten nach dem Abheilen der Pickelchen schneller ab. Dabei versorgt das Mittel Deine Haut mit notwendigen Nährstoffen, sodass es zu einer Anregung der Bildung neuer Zellen kommt. Dabei erhält Dein Verhalten Relevanz für das Abheilen der Pusteln. Durch zu starken Druck oder andauerndem Kratzen platzen die für den Herpes Zoster typischen Bläschen. Zudem besteht das Risiko, dass die Haut aufreißt.

Therapien aus medizinischer Sicht?

Du kennst mittlerweile die gängigen Behandlungs-Methoden, welche Dir bei einer Infektion mit dem Virus Varizella-Zoster Linderung verschaffen. In dem folgenden Abschnitt gehe ich noch einmal intensiv auf die einzelnen Therapien ein und erkläre Dir die wichtigsten medizinischen Schritte. Auf diese Weise erhältst Du einen umfangreichen Überblick über die Behandlungen der Erkrankung Herpes Zoster. Das exakte Ziel einer Therapie gegen die Reaktivierung der Varizella-Zoster-Viren besteht darin, die neuralen Schmerzen während der akuten Phase der Krankheit zu lindern.

Demnach legen die behandelnden Ärzte das Hauptaugenmerk darauf, die Dauer und die Ausdehnung der durch die Gürtelrose eintretenden Veränderungen der Haut zu begrenzen. Wie Du bereits siehst, erhält eine symptomatische Therapie bei der Bekämpfung der zosterischen Komplikationen eine enorme Priorität. Gleichzeitig achten die Mediziner darauf, einer postherpetischen Neuralgie sowie den akuten und chronischen Komplikationen, die im schlimmsten Fall mit der Infektion einhergehen, vorzubeugen.

Kommt es zum Ausbruch der bereits von mir erläuterten Schwierigkeiten, verändert sich das Ziel der Herpes-Zoster-Therapie ausschließlich geringfügig. In dem Fall steht die Abschwächung der auftretenden Schmerzen im Vordergrund. Bei den verschiedenen Behandlungs-Möglichkeiten existieren deutliche Differenzierungen, die vorwiegend von dem gesundheitlichen Zustand des betroffenen Patienten abhängen. Das bedeutet, dass bei Menschen mit einer gesunden Immunabwehr beispielsweise homöopathische Methoden zum Einsatz kommen.

In vielen Fällen existiert für die Wirkung dieser mit Naturheilmitteln einhergehenden Therapie keine Garantie. Daher eignet sich diese Variante weniger für Patienten, die an einer schwachen körpereigenen Immunabwehr leiden. Um Dir die Unterschiede zwischen den verschiedenen Behandlungs-Methoden zu demonstrieren, stelle ich sie Dir einzeln und übersichtlich vor.

Wie erfolgt die symptomatische Therapie?

Über den Sinn der symptomatischen Therapie habe ich Dich in dem vorherigen Abschnitt aufgeklärt. Diese Form der Behandlung hängt von dem jeweiligen Stadium des Ausschlags ab. Vorwiegend spielen bei der lokalen Anwendung der Methoden das Austrocknen sowie das Desinfizieren der gereizten Dermatome eine wesentliche Rolle. Hierfür eignen sich beispielsweise feuchte Umschläge, die Du mit einer antiseptischen Tinktur tränkst. Vorwiegend funktioniert diese Therapie in dem Bläschenstadium der Gürtelrose.

Um die Krusten nach dem Aufplatzen der für den Herpes Zoster charakteristischen Pusteln zu lösen, verwendest Du Lotio Alba oder eine Vioform-Zink-Schüttelmixtur. Jedoch beachtest Du bei dem Anwenden der symptomatischen Therapie, dass keine lokale Behandlung mit einer nachgewiesenen antiviralen Wirkung existiert.

Damit stellt sich eine lokale Behandlung der Gürtelrose mit antiviralen Substanzen als wirkungslos heraus. Allein die großzügige Gabe von Analgetika führt bei einer Infektion mit dem Herpes Zoster zu einer Schmerzfreiheit. Zu den entsprechenden Analgetika gehört beispielsweise das Tramadol, das die Mediziner in vielen Fällen in Kombination mit Koanalgetika verschreiben. Hierbei spielt als Beispiel das Amitriptylin eine tragende Rolle.

Bisher gibt es noch keine Kenntnisse darüber, ob eine konsequente Analgesie in einem frühen Stadium des Herpes Zoster die Entstehung und Entwicklung der postherpetischen Neuralgie verhindert.

Welche Indikationen gibt es bei der antiviralen Chemotherapie?

Liest Du den Ausdruck "Chemotherapie" lässt Dich dieser vermutlich an die Krankheit Krebs denken. Tatsächlich bezeichnet der Begriff jedoch nur die Gabe von chemischen Substanzen, um eine Erkrankung – in unserem Fall die Gürtelrose – zu therapieren. Hierbei stellt der Herpes Zoster eine selbstlimitierende Krankheit der Haut und des Nervensystems dar. Abhängig von der Lokalisation des Ausschlags denken die Mediziner über das Verschreiben von bestimmten Arzneien nach.

Vorwiegend bei jungen Menschen heilt der Herpes Zoster ohne weitere Komplikationen ab. Dies gilt, wenn sich der Ausschlag am Rumpf oder im Bereich der Extremitäten befindet. In dem Fall sieht die Vielzahl der Experten keine Notwendigkeit darin, mit einer antiviralen Therapie zu beginnen. Ebenso kommen bei Patienten, die keine Risikofaktoren aufweisen, kaum spezifische Medikamente zum Einsatz. Daher erhält eine antivirale Chemotherapie ausschließlich bei einem schweren Verlauf der Infektion mit den Varizella-Zoster-Viren Relevanz.

Hierbei verkürzen die Medikamente den Heilungsverlauf der Krankheit. Dieser Umstand spielt in einem besonderen Fall bei Patienten, die das 50. Lebensjahr bereits überschritten haben, eine wichtige Rolle. Bei den entsprechenden Personen empfehlen die Ärzte dringend die Indikation zu einer systemischen antiviralen Behandlung. Gleiches gilt für Betroffene, die an einer Abwehrschwäche oder einer malignen Grund-Erkrankung, beispielsweise einem Tumor, leiden.

Auch bei einer schweren Form der Gürtelrose, einem Befall der Hirnnerven, steht eine antivirale Therapie im Vordergrund. Ihre Relevanz erhöht sich bei Patienten, bei denen die Viren den ersten Ast des Nervus trigeminus befallen. Hierbei handelt es sich um die Herpes-Zoster-Komplikationen Zoster oticus und Zoster ophthalmicus.

Des Weiteren besteht die systemische antivirale Behandlung als dringende Indikation bei Personen mit einer schweren Dermatitis atopica. Ebenso gilt dieser Fall bei Patienten mit weiteren ausgedehnten Ekzemen. Nebenbei möchte ich Dich darüber aufklären, dass der Zoster ophthalmicus sowie der Zoster oticus ebenso wie das fortgeschrittene Alter der betroffenen Patienten Risiko-Faktoren für die Entstehung einer postzosterischen Neuralgie darstellen.

Außerdem erfolgt die antivirale Behandlungs-Methode zwingend, wenn sich der Bläschenbefall bei der Gürtelrose auf mehr als ein Dermatom ausdehnt. Entstehen auf den Segmenten hämorrhagische Läsionen besteht des Weiteren die Notwendigkeit einer frühzeitigen Gabe von Arzneien. Gleichzeitig achten die Mediziner auf eine Beteiligung der Schleimhaut. Befinden sich auf dieser ebenfalls Veränderungen, erhalten die betroffenen Patienten antivirale Mittel.

In einigen Fällen benötigen die Ärzte eine Entscheidungshilfe, was die Initiierung einer systematischen antiviralen Behandlung angeht. Daher kommt hierbei ein Zoster-Score zum Einsatz. Diesen Score erarbeitete der Arbeitskreis Zoster der Arbeitsgemeinschaft Dermatologische Forschung von der Deutschen Dermatologischen Gesellschaft zusammen mit der Paul-Ehrlich-Gesellschaft.

Bei dieser Variante berücksichtigen die Wissenschaftler mehrere Risikofaktoren, welche beispielsweise folgende Daten umfassen:

- ein Lebensalter über 50 Jahren,
- das Auftreten einer dermatomalen Pein,
- das weibliche Geschlecht,
- das Entstehen von mehr als 50 Effloreszenzen,
- einem hämorrhagischen Phänomen
- sowie der Befall sakraler und kranialer Dermatome.

Hierbei verfügt der Herpes-Zoster-Score über eine hohe Praktikabilität. Um diese in dem klinischen Alltag nachzuweisen, führte die Universitätsklinik für Dermatologie und Venerologie in Rostock mehrere Versuche durch.

Wie beginnt die systemische antivirale Therapie?

Der Erfolg einer antiviralen Behandlung hängt vorrangig von dem Beginn der Therapie ab. Damit die Patienten zeitnah die Heilung ihrer Erkrankung erfahren, erfolgt der Beginn der systemischen virustatischen Behandlung so früh wie möglich. Hierbei schlagen die Medikamente 48 Stunden bis 72 Stunden nach dem Beginn der Hautsymptomatik erfolgreich an. Hierbei kommt es darauf an, den Wirkspiegel der verwendeten antiviralen Arznei schnell zu erreichen und aufrechtzuerhalten.

Ausschließlich auf diese Weise gelingt es den Medizinern, einen guten Therapie-Erfolg zu gewährleisten.

Jedoch existieren bestimmte Situationen, in denen die Gabe von antiviralen Medikamenten auch nach einem Zeitraum von 72 Stunden erfolgt. Beispielsweise tritt der Fall ein, wenn der Patient an einem Zoster disseminatus mit einem zusätzlichen Hinweis auf eine Immunschwäche leidet. Zudem erhalten die an Gürtelrose erkrankten Personen auch zu einem späteren Zeitpunkt Arzneien, wenn die Erreger die inneren Organe befallen.

Kommt es im Zuge einer Herpes-Zoster-Infektion zu einem Zoster ophthalmicus oder einem Zoster oticus, der über eine längere Zeit nicht abheilt, stehen antivirale Medikamente ebenfalls im Mittelpunkt. Zusätzlich benötigen sämtliche Patienten mit einer bereits diagnostizierten Immunschwäche die virustatische Behandlung auch nach dem dritten Tag der Hautsymptomatik.

Vier Substanzen als antivirale Mittel

In Deutschland gibt es insgesamt vier verschiedene antivirale Substanzen zu der Therapie des Herpes Zoster. Bereits in einem der vorderen Abschnitte bestand für Dich die Möglichkeit, Dich über diese Medikamente näher zu informieren. Um eine klare Übersicht zu schaffen, zähle ich Dir die erwähnten Substanzen noch einmal auf. Bei ihnen handelt es sich um:

- das Brivudin,
- das Aciclovir,
- das Valaciclovir
- und das Famciclovir.

Die Medikamente nehmen die betroffenen Patienten oral ein, wobei bei dem Aciclovir weitere Alternativen bestehen. Beispielsweise erhalten die Interessenten die Option, das Mittel enteral und parenteral zu applizieren. Weltweit gelten das Valaciclovir und das Famciclovir als bevorzugte antivirale Arzneien, um die für die Gürtelrose verantwortlichen Viren einzudämmen. Hierbei eignen sich die Medikamente vorwiegend für die unkomplizierte Form des Herpes Zoster.

Gegenüber dem Aciclovir verfügen beide Mittel über mehrere Vorteile. Vorwiegend bestehen diese in einer besseren Bio-Verfügbarkeit, einer unkomplizierten Applikation und einer guten Pharmakokinetik. Zudem verfügen Valaciclovir und Famciclovir über eine erwiesene Wirkung auf den zosterassoziierten Schmerz und die postherpetische Neuralgie. Beide Medikamente bekommen die Erkrankten in Tablettenform, wobei sie die Pillen dreimal täglich in einem Zeitraum von sieben Tagen einnehmen.

Bei dem Aciclovir besteht die Notwendigkeit einer Doppeldosierung. Hierbei nehmen die Patienten fünf Kapseln an einem Tag. In jeder der Pillen befinden sich dabei 800 Gramm der Substanz. Im Vergleich zwischen den verschiedenen Mitteln besitzt das Brivudin, das die Patienten ausschließlich einmal am Tag einnehmen, einen deutlichen Vorteil. Zudem weist das Brivudin bei einer Infektion mit den Varizella-Zoster-Viren eine deutlich größere antivirale Potenz als das Aciclovir und die anderen Medikamente auf.

Vorwiegend bei älteren Personen, die an dem Herpes Zoster erkranken, nimmt das Brivudin aus dem Grund einen hohen Stellenwert ein.

Ebenso eignet sich diese Arznei, um einem Ausbruch der postzosterischen Neuralgie vorzubeugen. Bei den Patienten, welche das Brivudin nahmen, kam es zu einem signifikant schnellen Ende der Virus-Replikation. Zu dem Ergebnis kommt Wutzler in seiner Publikation "Brivudin compared to acyclovir in the treatment of acute herpes zoster".

Jedoch eignet sich das Brivudin nicht gleichermaßen für alle Patienten. Beispielsweise bestehen für Personen mit einer schwachen körpereigenen Immunabwehr und schwangere Frauen Einschränkungen. Ebenso verzichten stillende Mütter auf die Einnahme der Arznei, da eine Beeinträchtigung des Säuglings durch die Aufnahme der Substanz über die Muttermilch droht.

Des Weiteren existieren bei dem Medikament unterschiedliche Wechselwirkungen. Daher verschreiben die Experten das Mittel nicht in Zusammenhang mit Fluorouracil. Auch in Kombination mit anderen 5-Fluoropyrimidinen findet keine Anwendung des Brivudins statt.

Welche intravenöse antivirale Therapie existiert?

Eine intravenöse antivirale Behandlung der Gürtelrose findet in vielen Fällen bei Patienten mit einem nachgewiesenen Immundefekt statt. Hierbei erhält das Aciclovir als Teil der parenteralen Therapie einen hohen Stellenwert. Jedoch existieren bisher keine Studien, welche die Wirkunterschiede von dem oral eingenommenen und dem intravenös zugeführten Aciclovir aufzeigen.

Welche Behandlung findet bei eingeschränkter Nierenfunktion statt?

Wie Du bereits weißt, stellt eine eingeschränkte Funktion der Niere eine schwerwiegende Komplikation dar. Das bezieht sich gleichermaßen auf die systemische antivirale Behandlung des Herpes Zoster. Leiden die Patienten an einer fehlerhaft funktionierenden Niere, scheiden sie beispielsweise einen Großteil der eingenommenen Substanzen frühzeitig über den Harn aus. In einem anderen Fall besteht das Risiko, dass sich die Medikamente innerhalb des Organismus festsetzen, ohne von der Niere wieder ausgeschieden zu werden.

Auf die Weise drohen den Betroffenen gesundheitliche Komplikationen. Um diese zu vermeiden, besteht bei Menschen mit einer Fehlfunktion der Niere die Notwendigkeit, die oral einzunehmenden Substanzen gegen die Gürtelrose individuell in ihrer Dosierung anzupassen. Vorwiegend spielt die Maßnahme bei den Arzneien Aciclovir, Famciclovir und Valaciclovir eine Rolle.

Eine eingeschränkte Kreatinin-Clearance stellt im Gegensatz dazu bei der oralen Dosierung von Brivudin kein Problem dar. Daher besteht bei dem Medikament keine Relevanz einer Dosierungs-Änderung.

Welche Behandlung eignet sich bei Herpes Zoster im Kopfbereich?

Auch bei dem Auftreten der Gürtelrose im Bereich des Kopfes existieren bislang keine vergleichenden Studien im Bezug auf das intravenöse Aciclovir und die oralen Medikamente. Jedoch setzen sich die Mediziner bei der Therapie des Herpes Zoster in dem empfindlichen Areal das Ziel, den suffizienten Plasmaspiegel des Virostatikums auf einem gleichbleibenden Level zu halten. Für den Erfolg der Behandlung bei dieser risikoreichen Form der Erkrankung spielt dieser Faktor eine wesentliche Rolle.

Bei der Gesichtsrose steht die antivirale Therapie in jedem Fall im Vordergrund. Um die Vermehrung der Erreger frühzeitig einzudämmen, verwendet die Vielzahl der Experten das Aciclovir in seiner intravenösen Form. Ich erkläre Dir auf einfache Weise den Vorteil, den diese Behandlung mit sich bringt. Durch die Blutbahn verteilt sich das antivirale Medikament schneller in dem erkrankten Organismus. Aus dem Grund erfolgt die Eindämmung der Varizella-Zoster-Viren zum frühestmöglichen Zeitpunkt.

Dadurch erhoffen sich die Mediziner, Komplikationen wie beispielsweise bleibenden Schäden im Bereich der Augen- und Ohrnerven, vorzubeugen. Unter stationären Bedingungen ziehen die Ärzte demnach eine intravenöse Therapie dem oralen Verabreichen der Arzneien vor.

Welche Behandlung erfolgt bei ophthalmologischen Komplikationen?

Leiden die Patienten an dem Zoster ophthalmicus besteht die Notwendigkeit, die Erkrankung frühzeitig auf dem antiviralen Weg zu behandeln. In der Regel kombinieren die Mediziner die intravenöse mit der oralen antiviralen Therapie, um zeitnahe Erfolge zu verzeichnen. Hierbei kommt es darauf an, die betroffene Person vor bleibenden Schäden des Sehnervs zu bewahren. Jedoch besteht im gleichen Fall die Möglichkeit, dass sich die Experten ausschließlich über eine orale Gabe der Medikamente entscheiden.

Vorwiegend kommt bei dem Zoster ophthalmicus das Aciclovir zum Einsatz. Die tägliche Dosis liegt bei fünf Tabletten, die über eine inhaltliche Menge von 800 Milligramm verfügen. Diese Kapseln nehmen die betroffenen Personen über einen Zeitraum von sieben Tagen ein.

Alternativ empfehle ich das Valaciclovir als praktische Arznei, um die Gürtelrose im Bereich des Auges zu lindern. Bei dem Medikament brauchen die Betroffenen ausschließlich drei Tabletten an einem Tag einzunehmen. Jede der Kapseln beinhaltet 1000 Milligramm des relevanten Stoffs. Auch hierbei beträgt der Behandlungszeitraum eine Woche.

In seiner Studie "Comparison of the efficacy and safety of valaciclovir and acyclovir for the treatment of herpes zoster ophthalmicus" aus dem Jahr 2000 vergleicht der Wissenschaftler Colin beide Substanzen. Dabei kommt er zu dem Ergebnis, dass die von mir erwähnten Dosierungen der Arzneien ähnliche Therapieerfolge hervorbringen.

Zusätzlich belegt die Publikation die prophylaktische Wirksamkeit beider Medikamente gegen okuläre Komplikationen, welche der Zoster opthalmicus unter Umständen mit sich bringt. Zu diesen gehören beispielsweise Schmerzen im Bereich des Sehnervs, die Keratitis und die Konjunktivitis. Abhängig von dem Verlauf der Erkrankung besteht die Option einer längeren Dauer der Behandlung.

Eine virale epitheliale Keratitis therapieren die Experten mit lokalen Virostatika, zu denen die Aciclovir-Augensalbe zählt. Hierbei weise ich darauf hin, dass Ärzte von einer Verwendung von Glucocorticoiden vollständig abraten, da schwerwiegende Konsequenzen in Form von bleibenden Schäden drohen. Ausschließlich bei der Ausbildung zweier Krankheitsbilder, der Endotheliitis (Keratitis disciformis) und der Trabekulitis, kommen Arzneien, die Glucocorticoide enthalten, zum Einsatz. In dem Fall findet eine systemische Kombinations-Behandlung Anwendung.

Die Mediziner verwenden zu dem Zweck das Aciclovir zusammen mit Prednisolon. Kommt es zu dieser Art der Therapie, achten die Ärzte darauf, die Wirkung des Aciclovir nicht zu unterbinden. Jedoch benötigen die Patienten trotzdem eine ausreichende Menge des Prednisolons, um die Immunreaktion, welche zu einer Schädigung des Gewebes führt, zu unterdrücken.

Wie therapieren Ärzte den Zoster oticus?

Zu den Komplikationen, die bei der Gürtelrose auftreten, gehört ebenso der Zoster oticus. Hierbei handelt es sich um eine Infektion, welche die Ganglienzellen der Hirnnerven VII und VIII betrifft. In der Folge leiden die Patienten an typischen Symptomen. Sie zeigen sich in Form von:

- Schmerzen im Bereich der Ohren,
- dem Hörverlust,
- der damit einhergehenden Schall-Empfindungs-Schwerhörigkeit,
- Schwindel
- und Fazialisparesen.

Bemerkst Du die Anzeichen für einen Zoster oticus, suchst Du einen Facharzt für die Otologie auf. Bei diesem handelt es sich um einen Ohrenarzt, der eine Diagnose stellt und Dir die richtige Behandlungsform empfiehlt. In der Regel entscheiden sich die Experten für hoch dosierte antivirale Medikamente, welche die Patienten als intravenöse Injektion erhalten. Ebenso wie bei dem Herpes Zoster am Auge kommt es hierbei zu einer Kombination mit den Glucocorticoiden.

Abhängig von der otologischen Maßgabe folgt eine Infusions-Therapie mit den Rheologika. Unter diesem Mittel, das sich in der Einzahl Rheologikum nennt, verstehen die Ärzte eine Flüssigkeit, welche die Fließgeschwindigkeit des Blutes verbessert. Zu den bekannten Vertretern der Arznei zählen beispielsweise Thrombozyten-Aggregations-Hemmer. Hierbei präsentiert sich die Acetylsalicylsäure als Exempel.

Alternativ eignen sich physiologische Kochsalzlösungen als Maßnahme gegen den Zoster oticus. Vorwiegend kommen die Vasoaktiv-Substanzen zum Einsatz. Um dem starken Schwindel, der mit dieser Form der Gürtelrose einhergeht, vorzubeugen, verschreiben Dir die Mediziner Analgetika, die über eine Indikation mit Antivertiginosa verfügen.

Wie funktioniert die Glucocorticoid-Therapie?

Eine additive Behandlung des Herpes Zoster mit den hoch dosierten Glucocorticoiden führt zu einer Verkürzung der Krankheitsdauer. Speziell betrifft der Umstand die mit der Gürtelrose einhergehenden Schmerzen. Jedoch nehmen die kortisonhaltigen Medikamente keinen Einfluss auf die chronischen Neuralgien.

Eine besondere Relevanz erhält die Indikation für die Glucocorticoid-Behandlung. Hierbei achten die Mediziner darauf, die entsprechende Dosis eng zu bemessen, wobei vorwiegend eventuelle Nebenwirkungen eine besondere Rolle spielen. Um diesen vorzubeugen, verwenden die Experten wenige Tabletten, welche über die Kortison-Konzentration verfügen. Zudem findet neben der Glucocorticoid-Therapie zwingend die antivirale Behandlung Anwendung. Dabei beziehen sich die Mediziner auf eine systemische Therapie.

Ohne diese Form der oralen Medikation kommt es zu keiner Linderung der zosterischen Schmerzen. Daher fällt eine allgemeine Glucocorticoid-Therapie als Alternative für die betroffenen Patienten aus. Bereits in dem vorherigen Abschnitt erwähnte ich die Studie des Forschers Colin.

In dieser beschreibt der Wissenschaftler gleichermaßen, dass sich neben dem Aciclovir auch andere antiviralen Medikamente in der Kombination mit dem Prednisolon eignen. Beispielsweise verabreichen die behandelnden Ärzte den Patienten mit Zoster oticus Valaciclovir, Brivudin oder Famciclovir.

Behandlung der Nervenschmerzen

Bei einer Reaktivierung der Varizella-Zoster-Viren spielt die Schmerztherapie eine tragende Rolle. Wie Du bereits weißt, geht die Gürtelrose mit starken Neuralgien einher, da die Erreger die Nervenstränge schwächen. Aus dem Grund entsteht eine Reizung der Fasern, wodurch die betroffenen Patienten eine schmerzhafte Stimulation zur Kenntnis nehmen. Die pulsierenden bis stechenden Schmerzen sorgen für eine Beeinträchtigung der Lebensqualität und bleiben ohne die richtige Behandlung als dauerhaftes Leiden bestehen.

Daher erhält die Therapie in diesem Bereich einen hohen Stellenwert. Anhand eines Stufenschemas versuche ich, Dir die Behandlung der auftretenden Neuralgien verständlich zu machen. Eine besondere Beachtung finden in dem Fall die nebenwirkungs-orientierten und patienten-spezifischen Aspekte der Behandlung. In einigen Fällen besteht die Notwendigkeit, einen Schmerztherapeuten zu konsultieren. Alternativ wenden sich die Interessenten an die Fachambulanz für Schmerztherapie.

In der ersten Stufe der Schmerztherapie erhalten die erkrankten Personen nichtsteroidale Analgetika, zu denen beispielsweise das bekannte Paracetamol gehört. In der Regel reichen 1,5 bis fünf Gramm am Tag aus, um das dumpfe Pochen in dem entsprechenden Dermatom zu unterbinden. Alternativ verschreiben die Mediziner den mit den Varizella-Zoster-Viren infizierten Patienten Antiphlogistika. Zu den Vertretern dieser Arzneien zählt das Ibuprofen, wobei sich eine Mindestdosis von 400 Milligramm täglich zeigt.

Lindern die Medikation die Schmerzen nicht, kommt es zu der zweiten Stufe der Behandlung. Hierbei nutzen die Ärzte eine zusätzliche Gabe von Opioid-Analgetika, wobei sie auch eine schwache Dosierung achten. Vorwiegend kommt das Mittel Tramadol zum Einsatz. Die an dem Herpes Zoster leidenden Menschen nehmen am Tag 200 bis 400 Milligramm der Substanz ein. Verschreiben die Experten den Patienten Codein, liegt die Dosis bei 120 Milligramm pro Tag.

In der dritten Stufe der Schmerztherapie findet ein zentrales Opioid aus der Gruppe der Ñperipherenì Analgetika Anwendung. Vielleicht kennst Du die Arznei besser unter dem Namen Buprenorphin. Die tägliche Dosis liegt bei 1,5 bis zu 1,6 Milligramm. Ebenso spielt das orale Morphin eine wesentliche Rolle. Die Erkrankten konsumieren an einem Tag abhängig von dem Grad ihrer Schmerzen 30 bis 360 Milligramm des Stoffs.

Leiden die Personen an einer ausgeprägten neuralgischen Schmerzsymptomatik, kombinieren die Mediziner die Behandlungsstufen eins und zwei. Gleichzeitig bekommen die Interessenten ein Antikonvulsivum, welches ein Verkrampfen der Nerven verhindert. Zu diesen Mitteln gehört das Carbamazepin, welches die Betroffenen in einer Tagesdosis von 400 bis 1.200 Milligramm einnehmen. Zusätzlich steht das Gabapentin zur Auswahl. Bei der Arznei variiert die täglich einzunehmende Menge zwischen 900 und 2.400 Milligramm.

Bei älteren Personen kommen Antidepressiva zum Einsatz, um Therapie-Erfolge zu erzielen. Als Beispiele nenne ich die Arznei Clomipramin mit einer Dosis von 50 bis 100 Milligramm am Tag.

Das Amitriptylin verfügt über eine geringere Dosierung, die bei zehn bis 75 Milligramm liegt. Zusätzlich profitieren Personen über dem 50. Lebensjahr, die an den zosterischen Schmerzen leiden, von der Einnahme von Neuroleptika. Zu diesen gehört das Levomepromazin mit einer täglichen Dosis von 20 bis 150 Milligramm.

Weitere Therapien, um die neurale Pein bei einer Infektion mit den Varizella-Zoster-Viren einzudämmen, bestehen in:

- der Capsaicin-Lokaltherapie,
- der lokal-anästhetischen Sympathikus-Blockade,
- der transkutanen elektrischen Nervenstimulation,
- oder einem neurochirurgischen Eingriff, beispielsweise einer Thermo-Koagulation der Substantia gelatinosa Rolandi.

Behandlung bei anderen neurologischen Komplikationen

Im Zuge einer Infektion mit der Gürtelrose kommt es unter Umständen zu Komplikationen, die das Nervensystem betreffen. Hierbei drohen den Betroffenen neben den starken Neuralgien dauerhafte Beeinträchtigungen, welche die Lebensqualität negativ beeinflussen. Um das zu vermeiden, erfolgt eine parentale Aciclovir-Therapie, sobald die Mediziner Anzeichen für eine Zoster-Meningitis, eine Zoster-Enzephalitis oder eine Zoster-Myelitis erkennen.

Hierbei stellt sich eine Dosierung von dreimal täglich zehn Milligramm pro Kilogramm Körpergewicht dar. Wie bereits im Vorfeld erwähnt, bevorzugen die Experten auch bei einem ausgeprägten Zoster ophthalmicus die intravenöse Aciclovir-Behandlung. Ebenso geben sie dieser gegenüber der enteralen Therapie mit dem Medikament bei dem Zoster oticus Vorzug.

Behandlungen von Risiko-Patienten

Bei einer Erkrankung mit dem Herpes Zoster hängt die Wahl der Therapie vorrangig von dem gesundheitlichen Zustand des Patienten ab. Dabei existieren Risiko-Gruppen, die über eine schwache Immunabwehr verfügen und aus dem Grund beispielsweise keine kortisonhaltigen Arzneien einnehmen dürfen. Zu dieser Gruppe gehören Senioren, Menschen mit einem gestörten Immunsystem und schwangere Frauen. Auch bei Kindern und Jugendlichen variiert die Behandlung der Gürtelrose gegenüber älteren Patienten.

Behandlung bei Kindern und Jugendlichen

Der Herpes Zoster in der Kindheit benötigt in der Regel keine strenge Indikation zu einer systemischen antiviralen Therapie. Jedoch existieren auch in dem Fall Ausnahmen, wobei eine von ihnen die Gürtelrose in dem Bereich der Hirnnerven betrifft. Zusätzlich brauchen atopische Kinder mit stark juckenden Zoster-Effloreszenzen eine antivirale Therapie. Den Grund für diesen Umstand stellt das erhöhte Risiko einer bakteriellen Super-Infektion dar. Zusätzlich besteht die Gefahr, dass sich bei den kleinen Patienten schneller Narben bilden.

Zusätzlich nutzen die Mediziner die antivirale Behandlungs-Methode bei Kindern mit einer hereditären Immundefizienz. Leiden die betroffenen Sprösslinge an einer erworbenen Schwäche der körpereigenen Abwehr, kommen im gleichen Fall antivirale Mittel zum Einsatz. Bei der systemischen Behandlung erhalten die Kinder das Aciclovir vorrangig in seiner intravenösen Form.

Wie therapieren die Mediziner immundefiziente Herpes-Zoster-Patienten?

Für die Therapie des Herpes Zoster bei Menschen mit einer schweren Immunschwäche gilt momentan ausschließlich das Aciclovir als zugelassenes Medikament. Hierbei möchte ich betonen, dass Fall-Berichte zu den Arzneien Valaciclovir und Brivudin existieren. In diesen zeigt sich, dass beide Mittel vorwiegend bei Patienten mit einer HIV-Infektion gute Dienste leisten.

Die Betroffenen profitieren von einer schnellen und unkomplizierten Heilung der Gürtelrose. Trotzdem erhielten beide Medikamente bis zu dem gegenwärtigen Zeitpunkt keine offizielle Zulassung in dem Bereich. Um den immun-defizienten Personen trotzdem das Brivudin zu verschreiben, wägen die Experten im Einzelfall die Risiken ab. Des Weiteren übernehmen sie die Verantwortung für ihre Entscheidung. Im Prinzip stellt sich die Tatsache heraus, dass sich das Therapieregime der Aciclovir-Behandlung vorwiegend nach dem Grad der Immunschwäche richtet. Zusätzlich erhält der klinische Befund einen erhöhten Stellenwert. Befinden sich die CD4-Zellen bei dem segmentalen Herpes Zoster in einem normalen Bereich, erhalten die Patienten die Standarddosis an Aciclovir. Hierbei liegt der Normbereich der Zellen bei unter 400 Stück in einem Milliliter Blut.

Die Dosierung des Aciclovir variiert zwischen fünf und 7,5 Milligramm je Kilogramm Körpergewicht. Dabei nehmen die immundefizienten Personen die Kapseln alle acht Stunden ein. Diese Menge erhöht sich auf zehn Milligramm Aciclovir, wenn die Betroffenen an einer starken Immunschwäche leiden. Zusätzlich achten die Experten in dem Fall auf ausgedehnte Hautbefunde und die neurologischen Symptome der Patienten. Damit die stärkere Dosierung des antiviralen Medikaments keine Schäden verursacht, kontrollieren die Ärzte regelmäßig die Nierenfunktion der Erkrankten.

Verbessert sich der Befund unter einer hoch dosierten und anhaltenden Behandlung mit dem Virostatikum zögerlich oder gar nicht, gehen die Mediziner von einer Resistenz gegenüber dem Aciclovir aus. Als Alternative verschreiben die Experten die Arznei Foscarnet. Jedoch handelt es sich bei dem Präparat um eine stark nephrotoxische Substanz. Gleichzeitig findet die Arznei bei folgenden Patienten Anwendung:

- Empfängern von Organ-Transplantaten,
- an einer Autoimmun-Erkrankung leidenden Personen,
- Tumorpatienten
- und an weiteren Krebsarten leidenden Menschen.

Die bei einer Aciclovir-Resistenz angewendeten Medikamente eignen sich gleichermaßen für die Therapie und die Prophylaxe. Speziell an Herpes Zoster Erkrankte, die gleichzeitig über eine beschädigte Niere verfügen, brauchen Alternativen zu der gängigen Aciclovir-Therapie. Dies liegt an dem Umstand, dass es eine Kontra-Indikation für diese Arznei und das Foscarnet besteht.

Die Behandlung in der Schwangerschaft

Bei dem mütterlichen Herpes Zoster existiert in der Regel kein Risiko für das ungeborene Kind. In diesem Punkt unterscheidet sich die Gürtelrose deutlich von den Windpocken, die zu nachhaltigen Komplikationen bei dem Baby führen können. Leiden schwangere Frauen an dem Herpes Zoster, brauchen sie bei einem normalen Verlauf der Erkrankung keine Virämie zu befürchten. Ausschließlich diese Problematik führt zu einer beeinträchtigten Entwicklung des Embryos.

Ausschließlich in Ausnahmefällen kommt es zu einer intravenösen antiviralen Behandlung der werdenden Mutter. Hierbei liegt die tägliche Dosis bei fünf bis zehn Milligramm je Kilogramm Körpergewicht. Die Kapseln nehmen die Frauen dreimal an einem Tag ein, wobei sich der Zeitraum der Behandlung auf sieben Tage ausdehnt. Jedoch erfolgt die Therapie der Gürtelrose in der Schwangerschaft lokal und symptomatisch.

Das bedeutet, dass die Ärzte vorrangig die Merkmale der Krankheit behandeln. In der Regel kümmert sich der Frauenarzt um die werdenden Mütter, die an einer Reaktivierung der Varizella-Zoster-Viren leiden. Hierbei achten die Experten darauf, dass die erkrankten Damen nicht mit anderen Müttern, die über keinen Immunschutz verfügen, in Kontakt kommen.

Kann der Virus Varizella-Zoster eine Resistenz entwickeln?

Im schlimmsten Fall existiert die Möglichkeit, dass die antiviralen Medikamente keine Wirkung auf die Reproduktion der Varizella-

Zoster-Viren ausüben. Das liegt an einer Resistenz gegenüber den Nukleosidanaloga, zu denen Aciclovir, Brivudin und die anderen Medikamente zählen. Im Folgenden erkläre ich Dir den Grund für die Immunität der Viren gegenüber den Arzneien. Vorwiegend liegt dem Umstand eine Mutation in dem TK-Gen zugrunde. Dieses nennt sich in der Fachsprache Thymidinkinase-Gen.

Alternativ besteht die Option, dass die Viren über ein mutiertes Pol-Gen verfügen. Die Mediziner bezeichnen dieses auch als Polymerase-Gen. Die Virus-Stämme, welche Mutationen in dem TK-Gen besitzen, sind in der Regel resistent gegen Aciclovir, Famciclovir und zusätzlich dem Ganciclovir. Vorrangig isolierten HIV-infizierte Personen diese viralen Stämme.

Die entsprechenden Patienten litten in dem Fall an einer chronischen Infektion mit den Varizella-Zoster-Viren. Sie erhielten über einen längeren Zeitraum Aciclovir, sodass sich die Erreger eine Resistenz gegenüber der Arznei zulegten.

Die gegenüber Aciclovir resistenten Virenstämme des Herpes Zoster besitzen kein TK-Gen. In einigen Fällen erwies sich dieses als funktionsunfähig. Das resultierte aus der Tatsache, dass ihre Substrat-Spezifität alteriert war. Mit einer Erhöhung der Aciclovir-Dosierung bestand für die Experten keine Chance, den Mechanismus zu umgehen. Jedoch existiert auch in dem Fall eine alternative Behandlungs-Methode. Hierbei verschreiben die Mediziner den Patienten das intravenös applizierte Foscarnet.

Abhängig von dem Körpergewicht der betroffenen Personen schwankt die einzunehmende Menge zwischen 40 und 50 Milligramm. Nehmen die Patienten pro Tag drei Tabletten mit je 40

Milligramm Inhaltsstoff ein, verfügen sie über ein höheres Gewicht als Menschen, die zweimal täglich Kapseln mit 50 Milligramm Inhalt konsumieren. Tritt eine Pol-Gen-Mutation der Varizella-Zoster-Viren ein, zeigt sich auch das Foscarnet unter Umständen wirkungslos. Hierbei bleibt den Medizinern nichts anderes übrig, als den Erkrankten das intravenöse Cidofovir zu verabreichen.

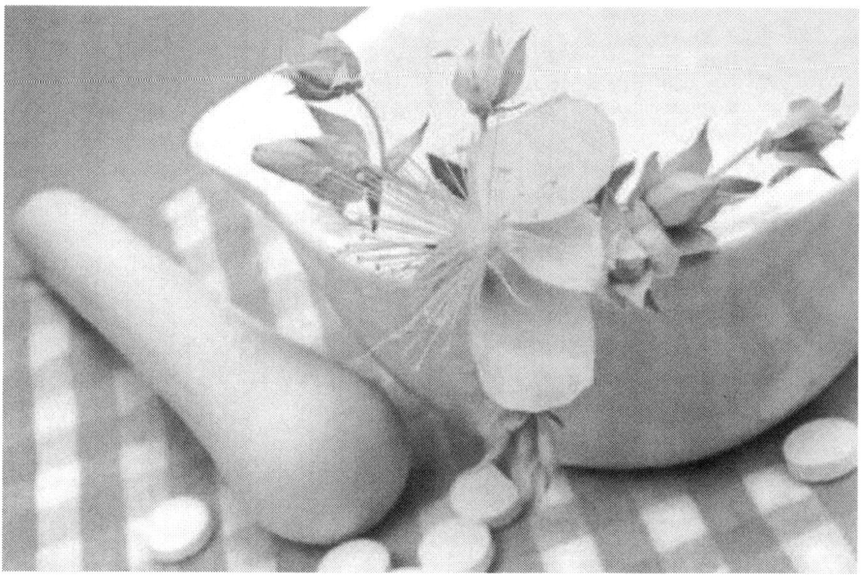

Bildnachweis: Bild2

Homöopathische Behandlung

Homöopathische Schmerzbehandlung bei Schmerzen während einer Gürtelrose-Erkrankung

Ein Interview mit dem Berliner Heilpraktiker Sebastian Vigl

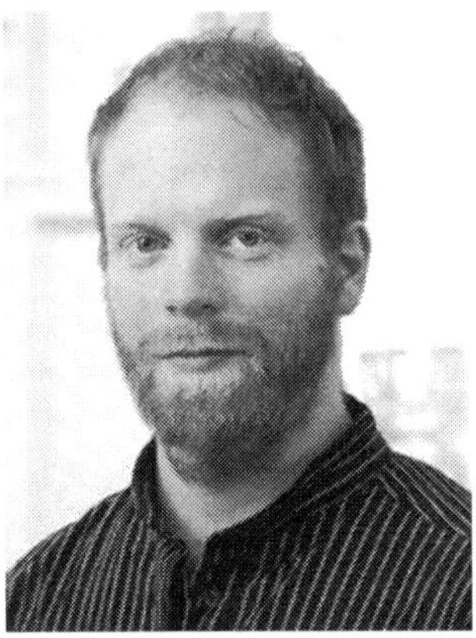

Was genau ist eine homöopathische Schmerzbehandlung und welche Vorteile bietet sie?

Bei der Gürtelrose (Herpes Zoster) zählt der Schmerz neben dem Hautausschlag zu den zentralen Beschwerden. Er kann sowohl während der akuten Erkrankung auftreten als auch nach Abklingen der Hautsymptome weiter bestehen. Es handelt sich hierbei um Nervenschmerzen (Neuralgien), die meist besonders qualvoll für den Betroffenen sind.

Meist tritt der Schmerz nur im betroffenen Areal auf und wird von einem unangenehmen Brennen begleitet. Bei einer homöopathischen Schmerzbehandlung werden homöopathische Mittel verabreicht, deren Einsatz sich bereits bei diesem Anwendungsgebiet bewährt hat. Die homöopathische Schmerzbehandlung hat den Vorteil, dass sie einerseits gut vertragen wird, keine Nebenwirkungen mit sich bringt und eine kostengünstige Alternative darstellt.

Zusätzlich ist die Auswahl eines bewährten Mittels relativ einfach und kann auch von Laien vorgenommen werden. Die homöopathische Behandlung bei einer Gürtelrose kann auch parallel zur schulmedizinischen Therapie angewandt werden, kann in der Regel diese aber nicht ersetzen. Der Patient sollte zum Beispiel nicht eigenmächtig vom Arzt verschriebene Medikamente absetzen.

Was sind bewährte homöopathische Mittel bei der Gürtelrose Behandlung?

Im Gegensatz zu der klassischen homöopathischen Behandlung, bei der mittels längerer, oft mehrerer Sitzungen ein individuelles Konstitutionsmittel verordnet wird, welches meist in einer Hochpotenz verschrieben wird, kann bei akuten Beschwerden wie dem Schmerz im Rahmen einer Gürtelrose-Erkrankung auf sogenannte bewährte Mittel zurückgegriffen werden. Diese haben sich als besonders wirksam bei einer bestimmten Beschwerde ausgezeichnet, werden meist in einer sehr tiefen Potenzierung angewandt und eignen sich auch für die Selbstbehandlung.

Welche homöopathischen Mittel kommen bei den typischen Schmerzen der Gürtelrose in Betracht?

Um die richtige Arznei für eine Behandlung der Schmerzen zu finden, müssen die typischen Charakteristika des Schmerzes und dessen Begleitsymptome sowie das Hautbild berücksichtigt werden. Zu den bewährten Homöopathika zählen vor allem

- Mezereum (empfohlene Potenz bei der Selbstmedikation: D6),
- Rhus toxicodendron (D12),
- Ranunculus bulbosus (D6) und
- Arsenicum album (D12).

Mezereum sollte vor allem bei starken Schmerzen, die sich nachts, nach Kontakt mit Wasser oder durch Berührung verschlimmern, angewendet werden, besonders wenn die betroffenen Hautstellen heftig brennen und jucken, zuerst gerötet sind und in der Folge sich Bläschen mit gelbem Sekret bilden. Rhus toxicodendron wirkt besonders bei stechenden, brennenden Schmerzen, die sich durch Wärme und feucht-heiße Umschläge bessern. Die Haut ist hierbei zunächst rot und juckt, später zeigen sich kleine, dunkelrote Bläschen, die eitrig werden. Der Einsatz von Ranunculus bulbosus ist ebenfalls bei stechenden, brennenden Schmerzen ratsam, die sich durch Bewegung und Berührung, sowie morgens und abends verschlimmern. Typisch ist hier neben dem Juckreiz das Auftreten von großen, eher bläulichen Bläschen. Die Arznei Arsenicum album ist bei unerträglich brennenden Schmerzen eine Option, die sich durch Wärme bessern, nachts am stärksten sind und von großer Unruhe und Angst begleitet sind. Die Haut ist typischerweise rot, die Bläschen fließen zusammen.

Wie sollten die Mittel dosiert werden?

Soweit nichts anderes empfohlen wird, können die folgenden Richtlinien als Orientierung dienen: Bei tiefen Potenzen wie D6 werden alle halbe bis ganze Stunde 5 Globuli bis zum Eintritt einer Besserung, jedoch höchstens 6-mal täglich verabreicht. Bei mittleren Potenzen wie D12 sollte man 2-mal täglich je 5 Globuli bis zum Eintritt einer Besserung einnehmen. Kinder sind eher selten von der Erkrankung betroffen. Kommt es dennoch zu einem Erkrankungsfall, gilt: Säuglinge erhalten ein Drittel, Kinder bis zum 6. Lebensjahr die Hälfte und Kinder vom 6 bis zum 12. Lebensjahr zwei Drittel der angegeben Dosis.
Die Globuli werden in den Mund genommen und dort unter der Zunge zergehen gelassen. Auch bei homöopathischen Mitteln sollte die Packungsbeilage berücksichtigt werden, um eventuelle Gegenanzeigen auszuschließen. Wichtig ist auch, dass immer nur ein Mittel auf einmal genommen wird, damit dessen Wirkung genau beurteilt werden kann.

Wie stelle ich fest, dass ein Mittel das richtige ist?

Ist die richtige Arznei gewählt, dann sollte eine Besserung der Beschwerden eintreten. Bisweilen ist jedoch eine Erstverschlimmerung möglich, bei der die bestehenden Symptome kurzzeitig an Intensität zunehmen. In beiden Fällen ist es ratsam, mit der weiteren Einnahme des Mittels abzuwarten und den weiteren Verlauf zu beobachten: Verändert sich der Schmerzcharakter, kann vielleicht ein anderes Mittel angebracht sein.

Wird eine homöopathische Arznei gewählt, bei der keine Besserung auftritt, so sollte mit deren Einnahme aufgehört werden und eine andere gewählt werden. Unter Umständen ist es möglich, dass keines von den bewährten Mitteln wirkt. In diesem Falle kann ein erfahrener Homöopath weiterhelfen.

Wie steht es mit Kaffee bei einer homöopathischen Behandlung?

Bezüglich Kaffee sind sich auch die Homöopathen uneinig, ob er die homöopathische Behandlung stört oder nicht. Einig hingegen ist man sich, dass der Patient eine halbe Stunde vor und nach der Einnahme von Globuli weder rauchen, essen noch trinken sollte. Zudem sollten während einer homöopathischen Behandlung auf starke ätherische Öl, wie Kampfer, Kamillenöl oder Menthol verzichtet werden, die oft in Zahnpflegemitteln zu finden sind.

Ist eine homöopathische Behandlung ausreichend bei den Schmerzen?

Ob eine Therapie mit homöopathischen Mitteln ausreichend ist, hängt im Wesentlichen von der Schwere der Erkrankung und der Verfassung des Patienten ab. Generell sollte eine homöopathische Behandlung mit dem Arzt abgesprochen werden, damit dieser sie eventuell mit schulmedizinischen Maßnahmen begleiten oder auch ersetzen kann. Zu beachten ist zudem: Bei Patienten im fortgeschrittenen Alter oder mit Abwehrschwäche kann eine Gürtelrose-Infektion besonders schwer verlaufen, während bei einer Gürtelrose im Kopf- oder Nackenbereich ernsthafte Komplikationen möglich sind.

Die homöopathische Behandlung kann zudem mit anderen naturheilkundlichen Therapien unterstützt werden: So stellen zum Beispiel Quark-Anwendungen, Akupunktur, die Gabe von B-Vitaminen oder die Einnahme von Enzymen oder gewissen phytotherapeutischen Arzneien sinnvolle Ergänzungen der homöopathischen Therapie dar. Eine weitere und oft in Naturheilkundepraxen angebotene Therapieform ist die Injektionstherapie mit homöopathischen Einzel- oder Komplexmitteln, bei der diese unter die Haut, in die Nähe des betroffenen Hautareals gespritzt werden.

Interview von

Heilpraktiker Wanitschek & Vigl Berlin
Nansenstraße 31, 12047 Berlin
Telefon 030/ 20865594
www.sebastianvigl.de

Zusätzliche homöopathische Therapien

Leidest Du unter einer schwächeren Form der Gürtelrose, brauchst Du keine medikamentöse Therapie in Anspruch zu nehmen. Stattdessen gebe ich Dir relevante Tipps für eine homöopathische Behandlung des Herpes Zoster und der damit einhergehenden Symptome. Im Vordergrund stehen hierbei die Linderung der Schmerzen und die Stärkung Deiner Immunabwehr. Des Weiteren empfehle ich Dir wichtige entgiftende und das Nervensystem unterstützende homöopathische Mittel.

Bei einer homöopathischen Therapie der durch die Varizella-Zoster-Viren ausgelösten Erkrankung kommen verschiedene Ansätze infrage. Hierbei kommt in Form der Phytotherapie das pflanzliche Nervenmittel Johanniskraut zum Einsatz. In der Botanik trägt die Heilpflanze die Bezeichnung Hypericum perforatum. Bei der Einnahme von pharmazeutischen Arzneien, die das Heilkraut enthalten, profitierst Du von zwei wesentlichen Faktoren. Der Inhaltsstoff wirkt in Form von Tabletten gegen die Zoster-Schmerzen und die mit der Infektion einhergehenden Entzündung.

Des Weiteren verfügt das Johanniskraut über eine stimmungsaufhellende Wirkung. Daher findet es beispielsweise in verschiedenen Antidepressiva Verwendung. Dabei nimmst Du homöopathische Mittel, welche die Heilpflanze beinhalten, ausschließlich in einer geringen Dosis ein und achtest auf einen einschleichenden Effekt. Das bedeutet, dass Du eine starke Dosierung zu Beginn der Behandlung vermeidest. In dem Fall führen die entsprechenden Arzneien zu einer Abhängigkeit.

Als weiteres Naturheilmittel gegen den Herpes Zoster empfehle ich die Einnahme von Echinacea purpurea. Besser bekannt ist die Pflanze unter dem Namen Sonnenhut. Bei der Stärkung der körpereigenen Abwehrkräfte spielt das homöopathische Mittel eine entscheidende Rolle. Nimmst Du eine Tinktur ein, die Echinacea purpurea enthält, stoppst Du auf die Weise das Vermehren des Erregers Varizella Zoster. Damit eignet sich der Konsum des Mittels vorwiegend zu Beginn der akuten Phase der Gürtelrose.

Während des abheilenden Stadiums des Herpes Zoster benötigt Deine Haut eine Vielzahl von Nährstoffen. Zusätzlich besteht die Notwendigkeit, einer bakteriellen Infektion vorzubeugen. Beide Komponenten deckst Du ab, indem Du Dir lauwarme Umschläge mit bestimmten Heilpflanzen auf die betroffenen Hautareale legst. Die entsprechenden Kräuter enthalten zwingend Gerbstoffe, um die Wundheilung zu beschleunigen, sodass Entzündungen schneller ausheilen.

Gute Dienste leisten die Heilpflanzen Eichenrinde und die auch als Zaubernuss bekannte Hamamelis. Als schmerzstillende Öle existieren Flüssigkeiten, die den Akonit genannten Eisenhut und Campher enthalten. Hierbei sorgen die ätherischen Öle dafür, dass die Entzündungen zeitnah abklingen, ohne Komplikationen zu hinterlassen.

Welche Mittel eignen sich zur Aromatherapie?

Eine weitere Form der homöopathischen Behandlung stellt die Aromatherapie bei der Gürtelrose dar. Wie bei anderen Naturheilmitteln verschreibe ich die jeweiligen Arzneien nach einer Erst-Anamnese, wobei die individuellen Bedürfnisse des Patienten im Mittelpunkt stehen. Das bedeutet, dass es bei den homöopathischen Medikamenten nicht zwingend auf die Indikation ankommt. Beispielsweise erhält bei der Aromatherapie die antivirale Wirkung der einzelnen Substanzen Relevanz.

Zu den möglichen Heilpflanzen gehören die Rose, Rosengeranien, Lavendel und die echte Kamille. Ebenso steht bei mir bei der Gürtelrose-Behandlung das Teebaumöl im Mittelpunkt. Vermischst Du die Sekrete in einem Verhältnis von eins zu fünf mit einem Rosenhydrolat oder Rosenwasser, bekommst Du ein besonderes ätherisches Öl. Dieses besitzt einen antibakteriellen und gleichzeitig schmerzlindernden Effekt. Vorwiegend nach dem Abheilen der Herpes-Zoster-Pickelchen bekommt die Substanz einen hohen Stellenwert. Sie fördert durch das Auftragen auf der gereizten Haut die Wundheilung und das Entstehen neuer Zellen. Möchtest Du zusätzlich eine kühlende Wirkung erzielen, verwendest Du ätherisches Pfefferminzöl, das Du zu den anderen Ingredienzien kombinierst.

Welche homöopathischen Mittel helfen in den Stadien der Gürtelrose?

Damit Du bei der Wahl der homöopathischen Medizin keine Schwierigkeiten bekommst, nenne ich Dir für jedes Stadium des Herpes Zoster eine passende Arznei. Während der Prodromalphase eignet sich das Naturheilmittel Clematis recta. Die zu den Hahnenfuß-Gewächsen zählende Pflanze besitzt das Synonym "Aufrechte Waldrebe". Vorwiegend helfen Tabletten, welche die Ingredienz enthalten, gegen die stechenden Schmerzen bei einer Infektion mit den Varizella-Zoster-Viren. Zudem sorgt das Heilkraut dafür, dass die ersten Bläschen zeitnah aufplatzen und verkrusten.

Leidest Du während der akuten Phase des Herpes Zoster an starken neuralen Schmerzen, empfehle ich Dir die homöopathische Arznei Daphne mezereum. Vielleicht kennst Du die Pflanze unter dem Namen "Echter Seidelbast". Sie entfaltet ihre beruhigende Wirkung bei der brennenden Reizung der Haut. Des Weiteren besteht durch Salben mit dem Inhaltsstoff die Möglichkeit, dass bereits mit gelblichen Sekret gefüllte Pusteln aufplatzen und rasch abheilen. Hierbei bilden sich auf der betreffenden Stelle dicke Krusten.

Bemerkst Du nach dem Abklingen der Gürtelrose Schmerzen im Bereich der Nerven, nimmst Du Mittel, die das Arsenicum album enthalten. Bekanntheit erlangt die Pflanze unter ihrem Synonym "Weißes Arsenik". Das Heilkraut verfügt über eine betäubende Wirkung, sodass es neurale Reize eindämmt und eine Weiterleitung der daraus resultierenden Pein verhindert. Daher findet das homöopathische Medikament vorwiegend bei einer postzosterischen Neuralgie Anwendung.

Existieren Alternativen während der Phasen?

Innerhalb der Prodromalphase verwendest Du neben der erwähnten Heilpflanze das Mittel Sulfur. Die Bezeichnung vereint homöopathische Arzneien, die einen Teil Schwefel enthalten. Vorwiegend in Form einer Arzneidroge beschleunigt das Medikament die Bildung der typischen Pusteln. Somit besteht die Möglichkeit, den Krankheitsverlauf bei der Gürtelrose voranzutreiben. Als weitere Alternative bewährt sich das Staphylococcinum.

Das Naturheilmittel gehört zu den Nosoden und wirkt antibakteriell sowie antiseptisch. Daher sorgt es dafür, dass sich die Varizella-Zoster-Viren nicht ausbreiten. Innerhalb des akuten Stadiums behandelst Du einen entzündeten Hautausschlag mit Apis. Das Mittel besteht aus den Körpern der Honigbiene und sorgt für das Abschwellen von Rötungen.

Hausmittel bei Gürtelrose

Neben pharmazeutischen Erzeugnissen für die homöopathische Therapie des Herpes Zoster, greife ich auf altbewährte Hausmittel zurück. Hierbei stellt der Kohl ein geeignetes Naturheilmittel dar, um die Entzündung bei der Gürtelrose einzudämmen und Deine Haut mit ausreichend Nährstoffen zu versorgen. Es spielt keine Rolle, ob Du für die Behandlung Weiß- oder Grünkohl verwendest. Stattdessen erhalten die in dem Blattgewächs enthaltenen Antioxidanzien Relevanz.

Aufgrund der Inhaltsstoffe besitzen die Kohlblätter eine antibakterielle Wirkung, sodass Du sie problemlos in Form von Kohlwickeln benutzt. Damit milderst Du effektiv den Ausschlag, der sich für eine Infektion mit den Varizella-Zoster-Viren als typisch erweist. Zugleich schützt der hohe Wasseranteil in den Blättern Deine Haut vor dem Austrocknen. Hierbei zeigt sich ein großer Vorteil des Kohls: Er verbessert durch seine Anregung der Zellproduktion das Hautbild. Speziell während der Akutphase des Herpes Zoster finden die Kohlwickel Anwendung.

Legst Du die Pflanze auf die von den Viren befallenen Hautareale, setzt die positive Wirkung des homöopathischen Mittels innerhalb kurzer Zeit ein. Somit unterstützt das Blattgewächs durch seine Inhaltsstoffe das Abklingen des Hautausschlags. Zusätzlich sorgen die entzündungshemmenden Essenzen der Heilpflanze für das Abmildern des Juckens und Brennens.

Mit einem Kohlwickel beruhigst Du Deine gereizte Hautpartie und versorgst sie mit genügend Vitamin B, das für die Nervenfasern eine besondere Bedeutung erhält. Damit Du von der heilenden Wirkung des Kohls profitierst, erkläre ich Dir, wie Du Dir schnell und unkompliziert einen Kohlwickel herstellst. Zunächst brauchst Du die nötigen Zutaten, wobei frischer Weißkohl einen wichtigen Stellenwert erhält. Nach dem Waschen und dem Entfernen der Blattrippe, trocknest Du das Gewächs durch ein leichtes Abtupfen ab.

Danach erhitzt Du die Pflanzenteile in siedendem Wasser, um die relevanten Wirkstoffe aus dem Gewebe zu befreien. Mit kleinen Überlappungen legst Du die Kohlblätter auf die von dem Ausschlag betroffene Hautstelle. Nach drei Stunden bemerkst Du die Linderung der Schmerzen sowie des Juckreizes. Um einen langfristigen Effekt zu erzielen, wiederholst Du die Prozedur mehrere Male. Hierbei registrierst Du, dass die Pickelchen in dem akuten Stadium des Herpes Zoster schneller platzen und abheilen. Dadurch verhindert die homöopathische Behandlungs-Methode die Bildung von Narben.

Welche homöopathischen Mittel helfen gegen den Juckreiz?

Um den bei dem Herpes Zoster auftretenden Juckreiz zu behandeln, existieren mehrere homöopathische Behandlungs-Möglichkeiten. Als unser größtes Sinnesorgan besitzt die Haut eine besondere Empfindlichkeit. Durch den kribbelnden Reiz, den die Läsionen der versorgenden Nervenstränge verursachen, leidet vorwiegend die oberste Hautschicht unter einem verstärkten Missempfinden. Dadurch wirkt sich die Gürtelrose nicht rein physisch, sondern auch psychisch auf Dein Wohlbefinden aus.

Das Ziel einer homöopathischen Therapie besteht darin, das Gleichgewicht innerhalb Deines Körpers zu gewährleisten. Daher empfehle ich Dir die Arzneien aus der Naturheilkunde nicht abhängig von Deiner Erkrankung, sondern aufgrund Deiner individuellen Symptome. Beispielsweise präsentiert sich das Jucken bei einer Infektion mit den Varizella-Zoster-Viren in einer unterschiedlich starken Ausprägung. Einige Patienten klagen lediglich über ein leichtes Kribbeln, während der Reiz bei anderen Betroffenen mit einem brennenden Schmerz einhergeht.

Innerhalb der Naturheilkunde gilt die Haut als "dritte Niere", sodass auf ihr befindliche Ekzeme eine Ventilfunktion erfüllen. Das bedeutet, dass Deine Epidermis durch die charakteristischen Bläschen versucht, die Erreger aus dem Organismus auszuscheiden. Um die oberste Hautschicht nicht weiter zu schädigen, verzichtest Du auf eine lokale Anwendung medizinischer Produkte. Hierbei schaden aus homöopathischer Sicht Arzneien zur äußeren Verwendung den Zellen.

Alternativ zu den verschreibungspflichtigen Medikamenten wie Zinksalbe, Kortison und Antibiotika existieren diverse pharmazeutische Erzeugnisse aus der Naturheilkunde. Hierbei spielt Dein subjektives Empfinden eine wesentliche Rolle. Nur Du verfügst über die Möglichkeit, den Juckreiz in seiner Intensität zu kategorisieren. Abhängig von Deinem Gefühl wählst Du eines der von mir vorgestellten homöopathischen Mittel gegen das Missempfinden.

Bei der Akutbehandlung mit den Arzneien aus der Naturheilkunde verspürst Du innerhalb kurzer Zeit eine Verringerung der Beschwerden. Bereits nach der ersten Verwendung der aus der Homöopathie stammenden Medikamente mildert sich der Juckreiz ab. Dabei gelten Umschläge mit Quark als praktisches Mittel, um das kribbelnde Gefühl auf der Haut zu vertreiben. Einen Grund dafür stellt die kühlende Wirkung der Substanz dar, wodurch eine Stimulation der obersten Hautschicht erfolgt.

Als weiteres Hilfsmittel gegen den Juckreiz lege ich Dir den Apfelessig ans Herz. Wäschst Du die von dem Missempfinden betroffenen Hautstellen mehrmals täglich mit dem Essigwasser ab, kommt es zu einer Öffnung der Poren. Auf die Weise dringen die Giftstoffe innerhalb der Haut nach außen und das kribbelnde Gefühl nimmt ab. Einen ähnlichen Effekt besitzt das Trinken von stark verdünntem Apfelessig, wobei Dir in dem Fall die Kontrolle über die Wirksamkeit der homöopathischen Methode fehlt. Ich persönlich bevorzuge bei einem auftretenden Juckreiz die lokale Behandlung mit dem Essigwasser.

Gegen ausgetrocknete Haut und Juckreiz

Bei einer Infektion mit dem Herpes Zoster entsteht das juckende Gefühl ebenfalls durch die zunehmende Austrocknung der Haut. Bilden sich auf dem von den Erregern befallenen Dermatomen die Herpes-Zoster-Bläschen, verliert die Epidermis an Feuchtigkeit. Dadurch entstehen kleine Risse innerhalb der obersten Hautschicht, wodurch Fremdkörper in die Haut gelangen. Diese verstärken das unangenehme Prickeln. Als Naturheilmittel gegen die trockene Haut verwende ich Weizenkleie oder Molke. Des Weiteren entsteht durch Ölbäder ein positiver Effekt.

Hierbei profitiert die von den Pickelchen betroffene Hautschicht von der balsamartigen Substanz der Öle, die gleichzeitig ihre kühlende Wirkung entfalten. Dadurch betäuben sie das Jucken und lindern auf die Weise das unangenehme Empfinden. Beginnen die charakteristischen Pusteln innerhalb des Akutstadiums der Gürtelrose zu nässen, führt die Berührung der Lymphe auf der Haut zu einer Verstärkung des Kribbelns. Um das zu vermeiden, fertigst Du Dir Wickel mit Eichenrinde, Heilerde oder Lehm an.

Die drei Produkte spenden der obersten Hautschicht ausreichend Feuchtigkeit, um einer Überempfindlichkeit vorzubeugen. Alternativ besorgst Du Dir in einer Apotheke Kleie- oder Molkebäder, die für eine ähnliche Wirkung sorgen. Im Gegensatz zu dem kühlenden Effekt der Wickel und Bäder entsteht durch das Naturheilmittel Iris versicolor eine weitere Reizung der Haut. Die Pflanze trägt die Beinamen "Schillernde Schwertlilie" oder bunte Lilie, welche sie ihrer besonderen Färbung verdankt.

Entgegen ihres hübschen Äußeren wirkt sich die Heilpflanze reizend auf die Haut der Verwender aus. Nutzt Du als Behandlung gegen den Juckreiz bei dem Herpes Zoster das Sekret aus der "Schillernden Lilie", entstehen weitere Schmerzen. Kommt die Substanz mit der obersten Hautschicht in Berührung, führt der Kontakt zu einem starken Kribbeln, das schnell unangenehme Züge annimmt. Trotzdem hilft die homöopathische Behandlungs-Methode gegen das Jucken. Hierbei spielt eine Überbelastung der Nervenzellen eine wichtige Rolle.

Durch die zusätzliche Irritation der Haut kommt es innerhalb der Sinneszellen zu einer Reizüberflutung. In der Folge entsteht ein Taubheitsgefühl auf dem betreffenden Hautareal. Somit verspürst Du keinen Jucken und Kribbeln. Ebenso erzielst Du den Effekt mit einer Wärmesalbe. Die zugleich als Thermosalben bezeichneten Produkte regen die Durchblutung an und sorgen für ein brennendes Gefühl auf der Epidermis. Das Empfinden resultiert aus dem häufig verwendeten Wirkstoff namens "Spanischer Pfeffer".

In dem Fall kommt es ebenfalls zu einer Überreizung und der daraus resultierenden Taubheit der Haut. Damit bei der homöopathischen Behandlung des Juckreizes keine weiteren Komplikationen entstehen, informierst Du Dich vor der Anwendung der vorgestellten Methoden über eventuelle Allergien, über die Du verfügst. Zusätzlich besteht bei einer aus der Naturheilkunde stammenden Therapie die Notwendigkeit, dem Körper Stärke zurückzugeben. Reizt Du durch die von mir erwähnten Mittel Deine Haut, benötigt Dein Immunsystem im Nachhinein eine Stärkung.

Geschieht das nicht, besteht die Gefahr, dass die Epidermis Schäden davonträgt, die sich beispielsweise in Form von dauerhaften Rötungen zeigen. Bei einer fehlerhaften Anwendung der Thermosalbe kommt es im schlimmsten Fall zu einer chronischen Taubheit der betroffenen Hautstelle. Um die Komplikationen zu vermeiden, hältst Du Dich zwingend an die Dosierempfehlungen der Produkte.

Damit Dein Organismus von einem intakten Immunsystem profitiert, nimmst Du während und nach der Infektion mit den Varizella-Zoster-Viren ausreichend Vitamin C zu Dir. Zudem erhält der relevante Zusatzstoff einen hohen Stellenwert für die belasteten Hautzellen. Möchtest Du diese ebenfalls mit genügend Vitamin C versorgen, bestreichst Du sie vorsichtig mit einer Salbe, die als Wirkstoff den Sanddorn enthält. Ebenso eignet sich eine Echinacea-Kur, um die körpereigenen Abwehrkräfte zu stärken.

Durch das Auftragen nährstoffreicher Tinkturen versorgst Du Deine Haut mit den Vitaminen E und B. Jedoch achtest Du bei dem Bestreichen der entsprechenden Dermatome darauf, nicht mit den typischen Herpes-Zoster-Pusteln in Berührung zu kommen. Platzen sie auf, verschlimmert sich die Infektion unter Umständen. Daher erkläre ich Dir in den folgenden Abschnitt, welche homöopathischen Mittel sich für das schnelle Abheilen der Pickelchen eignen.

Antiseptische Heilpflanzen zur Abheilung der Pusteln

Gegen die bei dem Herpes Zoster auftretenden Pusteln eignet sich ebenfalls ein Kohlwickel als homöopathische Behandlungs-Methode. Aufgrund des hohen Wasseranteils innerhalb des Blattgewächses gibt die Pflanze ausreichend Feuchtigkeit ab. Kommt diese mit den charakteristischen Herpes-Zoster-Bläschen in Berührung, tritt ein kühlender Effekt ein, der Dir zeitweise eine Linderung der Schmerzen verschafft. Zusätzlich sorgt das Wasser in dem Naturheilmittel für eine bessere Produktion neuer Hautzellen. Damit hilft Dir der Kohl bei der Regeneration der Epidermis.

Behältst Du den Kohlwickel mindestens eine Stunde auf der betroffenen Hautstelle, profitierst Du von der Wirksamkeit der Prozedur. Um das Verrutschen der Auflage zu verhindern, empfehle ich, sie mit einem lockeren Mullverband zu befestigen. Des Weiteren besitzen die in dem Kohl befindlichen Inhaltsstoffe einen antiseptischen Effekt, der zu einer schnelleren Austrocknung der Pickelchen führt. Hierbei entzieht er der der Haut Wasser und den Schwellungen Fett, sodass die Pusteln innerhalb kurzer Zeit verkrusten.

Sobald sich die Krusten lösen, legst Du erneut einen Kohlwickel auf das jeweilige Hautareal, um der Bildung von Narben vorzubeugen. Die Teile der Pflanze kühlen die oberste Hautschicht und versorgen sie mit den Vitaminen A und B. Durch die dadurch entstehenden neuen Zellen besteht nicht die Gefahr, dass sich in der entzündeten Epidermis Risse bilden. Den einzigen Nachteil bei dieser homöopathischen Methode stellt der strenge Geruch der Blätter dar. Vorwiegend nach dem Abkochen verströmen sie einen kräftigen Duft, den speziell empfindsame Nasen als unangenehm einstufen.

Tipps:
Wodurch heilen die Bläschen schneller ab?

Neben dem Hausmittel existieren weitere homöopathische Arzneien, die den Verlauf der Gürtelrose positiv beeinflussen. Hierbei spielt das Cantharis eine bedeutende Rolle. Die Bezeichnung stellt einen alten Namen der Spanischen Fliege dar, die als Insekt zu der Gattung der Ölkäfer gehört. Das von den männlichen Tieren abgegebene Sekret erhält in der Homöopathie bei Ausschlägen und brennenden Schmerzen einen hohen Stellenwert. In der Kombination mit Wärme stimuliert das Mittel die von den Varizella-Zoster-Viren befallenen Nerven und Hautregionen.

Auf diese Weise verspürst Du bis zu dem Nachlassen der Wirkung eine deutliche Reduzierung der Schmerzreize. Aufgrund seiner Giftwirkung gilt die Spanische Fliege als verschreibungspflichtige Arznei. In Form eines Cantharidenpflasters stellt das Naturheilmittel eine blasenziehende Substanz dar. Hierbei befindet sich auf dem Pflaster eine Tinktur aus der zermahlenen und getrockneten Spanischen Fliege.

Kommt das Gemisch mit den durch den Gürtelrose-Erreger entstanden Pusteln in Berührung, entfaltet sich der die Durchblutung fördernde Effekt des Mittels. Zusätzlich gelangt aufgrund der Behandlungs-Methode die mit den Viren behaftete Schlacke aus dem Organismus. Das bedeutet, dass die Spanische Fliege für ein rasches Öffnen der Pickelchen sorgt, sodass diese zeitnah verkrusten und abheilen. Demnach verwendest Du die Hilfsmittel mit dem Wirkstoff Cantharidin ausschließlich, um den Verlauf des Herpes Zoster zu beschleunigen.

Damit sich die Bläschen nicht ausbreiten, nutzen die Naturheilkundler die Vorteile der Anagallis arvensis. Das Synonym der Heilpflanze lautet Acker-Gauchheil, wobei ich das Primelgewächs häufig als Wetterkraut bezeichne. Die rötliche Blume gilt als giftig, jedoch beinhalten mit Anagallis arvensis versetzte Salben stimulierende Sekrete. In der Homöopathie stellen die entsprechenden Cremes Behandlungs-Möglichkeiten gegen starke Schmerzen und andauernden Juckreiz dar.

Demnach lindert das Naturheilmittel bei dem Herpes Zoster zwei der schwerwiegendsten Symptome. Gegen die neuralen Reizungen, die im Zusammenhang mit der Gürtelrose entstehen, hilft die Blume in Form der Anagallis arvensis herba. Des Weiteren existiert in der Homöopathie ein Heilkraut namens Rhus toxicodendron, das Du besser unter der Bezeichnung Giftsumach kennst. Vorwiegend kommt die Pflanze bei der Bekämpfung entzündlicher Herpes-Zoster-Bläschen zum Einsatz.

Aus dem giftigen Gewächs entwickeln die Naturheilkundler eine spezielle Arzneidroge, die zu großen Teilen aus den Blättern des Giftsumachs besteht. Dabei spielen fünf relevante Inhaltsstoffe eine wesentliche Rolle:

- Fisetin,
- Rhusgerbsäure,
- Gallussäure,
- Urushiol
- und Glykosid Toxicodendron.

Aufgrund der Wirkstoffe entsteht eine weitere Reizung der für den Herpes-Zoster-Ausschlag typischen Pickel. In der Folge trüben sie schneller ein und platzen auf. Daher verfolgst Du mit der Verwendung des homöopathischen Medikaments das Ziel, den Verlauf der Gürtelrose zu beeinflussen. Durch das zeitnahe Öffnen der Bläschen bildet sich die Kruste schneller und Du profitierst von dem raschen Abklingen der von den Varizella-Zoster-Viren ausgelösten Infektion.

Ölige Tinkturen zum Austrocknen der Pusteln

Um das schnelle Verkrusten der Herpes-Zoster-Bläschen zu gewährleisten, empfehle ich Dir, Öle auf den Ausschlag zu träufeln. Als gutes Wundmittel eignet sich beispielsweise ein Sekret aus der Ringelblume, die sich in der Botanik Calendula officinalis nennt. Verdünnst Du das in der Apotheke erhältliche Öl der Heilpflanze mit

Wasser, bekommst Du eine balsam-ähnliche Flüssigkeit. Durch das Wasser verliert die Tinktur ihre ölige Konsistenz, sodass Du sie ohne Probleme in eine Sprühflasche füllst.

Um weitere Infektionen zu vermeiden, erinnere ich Dich daran, dass Du das entsprechende Gefäß vor dem Gebrauch desinfizierst. Nach dem Abfüllen der aus der Ringelblume entstandenen Flüssigkeit, sprühst Du sie auf das schmerzende Hautareal. Bei Bedarf verwendest Du einen weichen Pinsel, um das verdünnte Öl direkt auf den Pickelchen zu verteilen. Somit sorgt das homöopathische Mittel für das Austrocknen der mit Lymphe gefüllten Pusteln.

Über einen ähnlichen Effekt verfügen die in jedem Haushalt befindlichen Speiseöle, die beispielsweise aus Oliven oder Sonnenblumenkernen bestehen. Bei ihnen besteht die Notwendigkeit, sie ebenfalls vor dem Auftragen auf die Blasen mit Wasser zu verdünnen. Eine Vielzahl der Öle besitzt gleichzeitig eine antibakterielle Wirkung, sodass die den Entzündungsreiz der infizierten Haut abmildern. Daher verringert sich das Risiko, dass die Pickelchen bei der Gürtelrose unangenehme Folge-Infektionen bilden.

Abschließend stelle ich Dir den Essig als nützliches Naturheilmittel vor. Schneller als jedes Öl trocknet die stark riechende Flüssigkeit die Herpes-Zoster-Bläschen aus. Jedoch treten als Nebenwirkung ziehende und brennende Schmerzen auf. Folglich eignet sich die Anwendung von Essig und essighaltigen Produkten ausschließlich während des Abklingens der akuten Phase des Herpes Zoster. Heilen die verkrusteten Pusteln bereits ab, beschleunigt das Acetum den Vorgang und sorgt gleichzeitig für die Desinfektion der betroffenen Hautsegmente.

Gerbstoffe fördern zum Austrocknen der Pusteln

Eine Alternative zu der Verwendung von Essig stellen das Austrocknen fördernde Gerbstoffe dar. Die Substanzen befinden sich beispielsweise in einer homöopathischen Wund-Tinktur, bei der die Echinacea eine wichtige Rolle spielt. Zusätzlich besteht für Dich die Möglichkeit, den juckenden Ausschlag mit schwarzem Tee, Salbei-Tee oder einem Sekret aus Melisse zu bestreichen. Die in der Flüssigkeit befindlichen Gerbstoffe entziehen der Haut Fette, sodass die Pickelchen an Substanz verlieren.

Nach einer homöopathischen Behandlung, die zu dem Verkrusten der Herpes-Zoster-Pusteln führt, besteht die Notwendigkeit, der obersten Hautschicht Feuchtigkeit zurückzugeben. Des Weiteren achtest Du darauf, das betroffenen Areal mit ausreichend Nährstoffen zu versorgen. Um beides zu gewährleisten, möchte ich Dich auf das gleichzeitig kühlende und anreichernde Aloe-Vera-Gel aufmerksam machen.

Das nützliche Produkt aus der Naturheilkunde sorgt dafür, dass sich neue Hautzellen bilden. Aus dem Grund heilen die auf den aufgeplatzten Bläschen entstandenen Krusten ohne weitere Komplikationen ab. Einen ähnlichen Effekt erzielst Du mit dem handelsüblichen Bienenhonig. Auch das Produkt versorgt die Epidermis mit relevanten Nährstoffen, die eine Regeneration der obersten Hautschicht begünstigen.

Zusammenfasung der Naturheilkunde

Die homöopathischen Mittel eignen sich, um die Varizella-Zoster-Viren in der akuten Phase der Erkrankung einzudämmen. Hierbei besteht das Ziel der natürlichen Therapie daran, die körpereigene Immunabwehr zu stärken. Vorwiegend eignen sich die Arzneien aus der Naturheilkunde bei einer Herpes-Zoster-Infektion, die sich an einer unkritischen Stelle befindet. Zu dem Areal gehört beispielsweise der Oberkörper. Mithilfe der natürlichen Mittel gelingt es Dir, die Genesung zu beschleunigen.

Zusätzlich profitierst Du von den geringen oder sogar fehlenden Nebenwirkungen, welche eine natürliche Behandlung des Herpes Zoster mit sich bringt.

Vitamin C bei Gürtelrose

Als Hilfsmittel aus der Naturheilkunde präsentiert sich das Vitamin C, das als starkes Antioxidans wirkt. Auf diese Weise stimuliert die Substanz Dein Immunsystem und erhöht die Fertigung der Interferone.
Hierbei erkläre ich Dir, was Du Dir unter einem Interferon vorstellen kannst. Bei diesem Baustein des Körpers handelt es sich um einen relevanten Botenstoff, der zu einer Motivation der körpereigenen Abwehrkräfte beiträgt. Das bedeutet, dass genügend Interferone innerhalb Deines Organismus dafür sorgen, dass Du über einen Schutz gegenüber Viren und Bakterien verfügst.

Das Vitamin C nimmst Du über die Nahrung auf, worauf ich im Verlauf des E-Books näher eingehe. In diesem Kapitel steht jedoch die intravenöse Form des wichtigen Zusatzstoffs im Mittelpunkt. Bereits eine tägliche Dosis von 7,5 Gramm reicht aus, um die unangenehmen Merkmale des Herpes Zoster zu lindern. Auf diese Weise gelingt es Dir, den Verlauf der Erkrankung effektiv zu verkürzen.

Demnach verfügt das Vitamin C über einen positiven Einfluss auf die Genesung nach einer Varizella-Zoster-Infektion. Jedoch achtest Du darauf, keine isolierte Ascorbinsäure zu Dir zu nehmen. Diese beeinträchtigt den gesundheitlichen Zustand Deines Magens und führt unter Umständen zu weiteren Komplikationen. Als bessere Alternative gelten die darm- und magenfreundlichen Verbindungen, welche beispielsweise in Magnesium-Ascorbat und Kalzium-Ascorbat vorhanden sind.

Magnesium bei Gürtelrose

Neben dem Vitamin C nimmt das Magnesium bei einer homöopathischen Therapie des Herpes Zoster einen hohen Stellenwert ein. Die Substanz sorgt für eine Blockade der Schmerzrezeptoren. Auf diese Weise dämpft das Mittel die peinigenden Stimulationen, welche durch die andauernde Reizung der Nervenbahnen erfolgt. Demnach unterstützt Magnesium das Beruhigen des neuralen Gewebes. Bereits eine halbe Stunde nach einer Magnesium-Infusion profitieren die Patienten von der Linderung der Schmerzen.

Wie helfen Enzyme gegen die Gürtelrose?

Bei den Enzymen handelt es sich um Proteine, welche Dein Körper für sein Überleben benötigt. Beispielsweise erhalten diese Bausteine für zahlreiche Stoffwechsel- und Immun-Reaktionen eine hohe Relevanz. Um eine zeitnahe Genesung des Herpes Zoster zu fördern, gibst Du vorrangig auf die Peptidasen Acht. Diese verfügen über die Fähigkeit, die Proteine zu spalten. Als Beispiele für die Peptidasen nenne ich Dir das aus der Papaya stammende Papain, das aus der Ananas kommende Bromelain sowie Chymotrypsin und Trypsin.

In Deinem Organismus besitzen die Peptidasen eine entzündungshemmende Wirkung. Zusätzlich verfügen die körpereigenen Bausteine über die Fähigkeit, Viren effektiv zu bekämpfen. Speziell bei einer Infektion mit den Varizella-Zoster-Erregern stellt dieser Fakt einen Vorteil dar.

In dem Fall gleicht die Wirksamkeit der Peptidasen dem Effekt, den eine antivirale Therapie nach sich zieht. Nach zwei Wochen der Einnahme bemerkst Du eine Besserung des Heilungsverlaufs. Im Gegensatz zu den antiviralen Medikamenten existiert bei den homöopathischen Substanzen der Vorteil, dass sich keine Nebenwirkungen ergeben. Stattdessen beeinflussen die Peptidasen die Funktionen Deines Körpers auf eine positive Weise.

Olivenblatt-Extrakt dämmt Herpes Zoster ein

Für einen gleichsam positiven Effekt auf den Verlauf der Varizella-Zoster-Infektion sorgt der Extrakt aus den Olivenöl-Blättern. Aufgrund seiner hohen Konzentration an Elenolsäure zählt dieser Stoff zu den stärksten homöopathischen Arzneien gegen verschiedene Krankheits-Erreger. Zusätzlich beinhalten die Olivenöl-Blätter das Antioxidans Oleuropein. Bereits in dem vorherigen Abschnitt bin ich näher auf die Wirksamkeit der Antioxidanzien auf Dein Immunsystem eingegangen.

Der Olivenöl-Extrakt kam bereits häufiger bei Pathogenen zum Einsatz. Zu diesen zählen beispielsweise die Grippe und die Candida-Infektion. Innerhalb eines kurzen Zeitraums sorgt das Präparat für eine deutliche Stärkung der körpereigenen Immunabwehr. In der Folge gelingt es Deinen weißen Blutkörperchen zeitnah, die den Herpes Zoster auslösenden Erreger zu bekämpfen. Zusätzlich besitzt der Extrakt eine lindernde Wirkung auf die gereizten Hautsegmente. Hier profitierst Du von einer schnellen Heilung, ohne dass Narben zurückbleiben.

Um von dieser Fähigkeit der Olivenöl-Blätter zu profitieren, tupfst Du das Sekret auf ein Tuch aus Baumwolle auf. Dieses legst Du für mehrere Stunden auf das Dermatom, das unter dem juckenden Ausschlag leidet. Nach wenigen Tagen bemerkst Du, wie sich die Herpes-Zoster-Bläschen nach einem verfrühten Aufplatzen zurückbilden. Neben der äußeren Anwendung besteht für Dich die Möglichkeit, die Essenz aus den Blättern oral zu konsumieren.

Hierfür eignen sich die Olivenblatt-Extrakt-Kapseln. Bei dem Kauf des homöopathischen Mittels achtest Du auf eine hohe Konzentration des Oleuropeins. Vorwiegend empfehle ich die Tabletten, welche über 15 bis 20 Prozent des wichtigen Antioxidans verfügen.

Weitere alte Hausmittel bei Gürtelrose

Um eine Genesung nach der Infektion mit den Varizella-Zoster-Viren zu beschleunigen, nutzt auch das kolloidale Silber. Dieses stellt ein altes Hausmittel dar, das bereits seit mehreren Jahrhunderten gegen die Gürtelrose zum Einsatz kommt. Hierbei tragen die feinen Silberkolloide dafür Sorge, dass die Herpes-Zoster-Erreger keinen Sauerstoff aufnehmen können. Auf diese Weise sterben die Viren zeitnah ab. Bei dem kolloidalen Silber entscheidest Du eigenständig, ob Du eine innere oder eine äußere Anwendung vorziehst.

Neben diesem Produkt existiert für Dich die Möglichkeit, den Herpes Zoster mit dem aromatischen Grünen Tee zu therapieren. Das Getränk verfügt über einen hohen Anteil der Antioxidanzien EGCG. Damit stellt es ein wirksames homöopathisches Mittel gegen die Varizella-Zoster-Viren dar. Konsumierst Du das Getränk in einer ausreichenden Menge, hindert die Inhaltsstoffe die Erreger daran, neue Zellen zu befallen und zu infizieren. Auf dem Weg gelingt es Dir, die Reproduktion der Viren zu unterbinden.

Hierbei brauchst Du nicht zu befürchten, Unmengen an grünem Tee trinken zu müssen. Stattdessen reicht eine handelsübliche Menge der Flüssigkeit aus, um eine zeitnahe Heilung der Gürtelrose herbeizuführen. Bereits ein halber Liter Tee an einem Tag sorgt für die Linderung der Symptome. Alternativ wählst Du eine Kapsel, welche den relevanten Stoff in konzentrierter Form enthält.

Gleichzeitig eignet sich die Aminosäure Lysin, um eine Infektion mit den Varizella-Zoster-Viren ohne größere Schwierigkeiten zu überstehen. Die körpereigene Säure benötigt Dein Organismus, um die Produktion von Enzymen und Antikörpern voranzutreiben. Nimmst Du dreimal täglich ein Gramm Lysin in Tablettenform zu Dir, klingen die zosterischen Schmerzen bereits nach wenigen Tagen ab. Hierbei achtest Du darauf, wenig Arginin über Deine Speisen und Getränke aufzunehmen. Diese Substanz führt unter Umständen zu einer geringeren Wirksamkeit des Lysins.

Vorwiegend befindet sich das Arginin in Samen, Nüssen und Produkten, die aus Soja bestehen. Diese Nahrungsmittel meidest Du bei einer homöopathischen Lysin-Therapie ebenso wie Vollkorn-Produkte, Hafer und Schokolade. Nach der erfolgreichen Heilung der Infektion mit Herpes Zoster senkst Du die Dosierung des Lysins. Ansonsten droht das Gleichgewicht der Aminosäuren in Deinem Körper zu schwanken.

Gesunde Ernährung

Bei der Gürtelrose handelt es sich um eine Reaktivierung von bereits im Körper befindlichen Viren namens Varizella-Zoster. Ein starkes Immunsystem sorgt dafür, dass die Erreger innerhalb der Ganglien, der kleinen Knötchen an den peripheren Nerven, bleiben. Auf diese Weise sind die für den Herpes Zoster verantwortlichen Viren in einem latenten Zustand. Das bedeutet, dass sie sich in ihrer inaktiven Form präsentieren und Dein Körper keine Beeinträchtigungen spürt.

Sobald es zu einer Schwächung der körpereigenen Immunabwehr kommt, entsteht die Reaktivierung der Erreger. Aus der bis dahin stillen Infektion entwickelt sich die charakteristische Entzündungs-Reaktion, der die Gürtelrose ihren Namen verdankt. In der Regel resultiert eine schwache Immunabwehr aus einer ungesunden Ernährung, wenig Schlaf und Stress. Zusätzlich sorgen Bakterien dafür, dass eine weitere Schwächung der Abwehrkräfte eintritt. Um Deinen Organismus vor diesem Zustand zu bewahren, empfehle ich Dir eine gesunde und ausgewogene Ernährung.

Hierbei spielen vorrangig die Vitamine eine tragende Rolle. Die wichtigen Zusatzstoffe gewährleisten eine gute Versorgung der Zellen, sodass sich Deine auch als Abwehrzellen bezeichneten

Leukozyten auf gewünschte Weise reproduzieren. Zudem achtest Du darauf, Deinen Körper speziell in den kalten Monaten zu schonen. Ein leichtes Training sorgt für Deine Fitness, sodass Du ausreichend Abwehrkräfte entwickelst. Vermeidest Du starken Stress und eine ungesunde Lebensweise, reduzierst Du das Risiko, an dem Herpes Zoster zu erkranken.

Daher stellt eine ausgewogene Nahrung eine vorbeugende Maßnahme gegen die Gürtelrose dar. Leidest Du bereits an der Reaktivierung der Varizella-Zoster-Viren, nimmt eine gesunde Ernährung im gleichen Fall einen hohen Stellenwert ein. Durch die Aufnahme von Vitaminen stärkst Du Dein Immunsystem, sodass die Leukozyten die Erreger des Herpes Zoster in Schach halten. Auf diese Weise kommt es zu einem schnellen und unkomplizierten Verlauf der Infektion.

Des Weiteren steht bei einer Erkrankung mit der Gürtelrose die Einnahme von entzündungshemmenden Lebensmitteln im Mittelpunkt. Hierbei eignen sich beispielsweise Joghurt und Milchprodukte, um den Organismus mit ausreichend Nährstoffen zu versorgen. Gleichzeitig unterstützt das in den Speisen enthaltene Vitamin D die Reproduktion der Hautzellen. Auf diese Weise sorgst Du dafür, dass sich die aufgrund des Ausschlags gereizte Epidermis zeitnah erneuert.

Dagegen besteht während der akuten Phase des Herpes Zoster die Notwendigkeit, scharfe Nahrungsmittel zu meiden. Stark gewürzte Gerichte reizen nicht ausschließlich den Magentrakt, sondern sorgen gleichzeitig für einen hohen Blutdruck. Ebenso gerätst Du bei der Aufnahme scharfer Gewürze ins Schwitzen. Trifft der Schweiß auf die entzündeten Hautstellen, kommt es zu einer zusätzlichen Reizung, die unter Umständen den Juckreiz verschlimmert. Durch den erhöhten Blutdruck existiert die Möglichkeit, dass die Exantheme zu "blühen" beginnen.

Das bedeutet, dass die charakteristischen Herpes-Zoster-Bläschen frühzeitig aufplatzen. In einigen Fällen kommt es aus dem Grund zu einem schnelleren Krankheitsverlauf. Jedoch beachtest Du gleichzeitig, dass sich die unangenehmen Symptome während der akuten Phase der Gürtelrose aufgrund scharfer Lebensmittel verschlimmern können. Bei einer Infektion mit den Varizella-Zoster-Viren stellt das ausreichende Trinken einen relevanten Faktor dar.

Vorwiegend die großzügige Aufnahme von Flüssigkeit sorgt dafür, dass Deine Haut Nährstoffe erhält. Gleichzeitig wirkt das aufgenommene Wasser einer Austrocknung der Zellen entgegen. Speziell während der Verkrustung der Herpes-Zoster-Bläschen bekommt diese Tatsache eine hohe Bedeutung. Um eine zusätzliche Belastung Deines Organismus zu vermeiden, nimmst Du weniger süße Getränke zu Dir. Ungesüßter Tee und Wasser stellen gute Alternativen dar, um Deinen Körper optimal zu versorgen.

Wie bei vielen Krankheiten achtest Du bei dem Herpes Zoster darauf, Deinen Konsum an Koffein zu minimieren. Im Idealfall verzichtest Du während der Erkrankung vollkommen auf Kaffee und andere koffeinhaltige Produkte. Aufgrund dieses Inhaltsstoffs steigt ebenfalls Dein Blutdruck, wodurch eine Verschlimmerung der Gürtelrose-Symptome droht. Einen ähnlichen Effekt besitzt Alkohol, den Du während der Krankheit gleichfalls nicht einnimmst. Somit profitierst Du von einer gesunden Lebensweise und versorgst Deinen Organismus ausschließlich mit relevanten Nährstoffen.

Vitamine zur Stabilisierung des Immunsystem

Während des akuten Stadiums der Gürtelrose wirken sich die Varizella-Zoster-Viren negativ auf den Zustand der körpereigenen Immunabwehr aus. Deine Leukozyten – vorwiegend die T-Leukozyten und die Lymphozyten – konzentrieren sich auf die Abwehr der Erreger. Daher erhalten weitere Fremdkörper die Chance, in den Organismus einzudringen. Zu diesen Antigenen gehören beispielsweise Viren, Bakterien, Würmer, Parasiten oder Pilze.

Um Deinen Körper vor einer Folge-Erkrankung zu bewahren, nimmst Du ausreichend Vitamine während der Infektion mit Herpes Zoster zu Dir. Mediziner empfehlen bei einer Erkrankung mit Gürtelrose die Einnahme von Obst und Gemüse. Hierbei spielt vorrangig das gesunde Vitamin C eine wesentliche Rolle. Der relevante Zusatzstoff befindet sich vorwiegend in Zitrusfrüchten, zu denen beispielsweise Mandarinen, Orangen und Zitronen zählen.

Bevorzugst Du Fruchtsäfte, profitierst Du ebenfalls von einer ausreichenden Versorgung mit dem Vitamin C. Allerdings achtest Du darauf, dass Du ausschließlich zuckerfreie Säfte konsumierst, um Deinen Körper keiner zusätzlichen Belastung auszusetzen. Neben dem Vitamin C stellt das Vitamin B einen wichtigen Faktor bei der gesunden Ernährung dar. Die Zusatzstoffe, die zu dieser Gruppe gehören, fördern nachweislich die Nervenfunktion in dem menschlichen Körper.

Da sich die Varizella-Zoster-Viren in den Nervensträngen seitlich der Wirbelsäule anlagern, leidet bei dem Herpes Zoster vorwiegend das neurale Gewebe. Das bedeutet, dass die Erreger einen negativen Einfluss auf Dein Nervensystem nehmen, woraus sich im schlimmsten Fall gesundheitliche Spätfolgen entwickeln. Um dies zu vermeiden, versuchst Du, bereits durch eine gesunde Nahrung die Funktion Deiner Nerven zu verbessern. Ohne Probleme gelingt Dir das mit Lebensmitteln, die über ausreichend Vitamin B verfügen.

Während der Gürtelrose spürst Du die charakteristischen Neuralgien. Beispielsweise bemerkst Du das Pochen im Bereich der Nerven sowie anhaltende Taubheitsgefühle. Durch die Einnahme von Nahrungsmitteln, welche das Vitamin B enthalten, beugst Du den Schmerzen vor. Hierbei konzentrierst Du Dich vorwiegend auf die wichtigsten Vertreter der Vitamin-D-Familie. Zu ihnen zählen beispielsweise das Vitamin $B_{1,}$ das Vitamin B_6 und das Vitamin B_{12}.

Eine hohe Bedeutung bekommt das Vitamin B_1, da es den Organismus bei dem Übertragen von Nervenimpulsen unterstützt. Den Zusatzstoff, der sich in der Fachsprache Thiamin nennt, findest Du beispielsweise in Produkten wie Rindfleisch, Lachs oder Vollkornmehl. Des Weiteren verfügen Hülsenfrüchte wie Bohnen und Erbsen über einen hohen Anteil an dem Vitamin. Ebenso wie das Vitamin D befinden sich die Zusatzstoffe der B-Gruppe in:

- Vollmilch,
- Joghurt,
- Käse
- und Butter.

Damit Du eine ausreichende Menge des Thiamins einnimmst, gibst Du auf die Zubereitung der entsprechenden Speisen Acht. In der Regel gilt das Vitamin B1 als wasserlösliche und hitzeempfindliche Substanz. Daher versuchst Du, die jeweiligen Lebensmittel nicht zu kochen, sondern wählst stattdessen die schonendere Methode des Garens.

Um eine zeitnahe Heilung der Varizella-Zoster-Infektion zu gewährleisten, deckst Du Deinen Tagesbedarf an dem Vitamin B. Im Normalfall beträgt die dafür nötige Menge ein Milligramm. Jedoch besteht die Möglichkeit, dass sich die Dosis bei kräftigen Personen oder Menschen mit einem schnellen Stoffwechsel erhöht. In dem Fall liegt der tägliche Bedarf an Vitamin B bei 1,3 Milligramm. Um Dir die Auswahl an den richtigen Speisen zu erleichtern, zähle ich Dir einige Lebensmittel auf, die über die richtige Vitamin-B-Konzentration verfügen. Zu ihnen gehören:

- 50 Gramm Sonnenblumen-Kerne,
- 100 Gramm Schweinefleisch,
- 200 Gramm Sojabohnen,
- 300 Gramm Scholle,
- 200 Gramm Haferflocken,
- 300 Gramm Thunfisch
- sowie 200 Gramm Wildreis.

Neben dem Vitamin B_1 erhält das Vitamin B_6 eine hohe Relevanz, da es gleichzeitig die Stärkung der körpereigenen Immunabwehr fördert. Gleichzeitig empfehle ich Dir vorwiegend während des akuten

Stadiums des Herpes Zoster die Einnahme der Stoffe Vitamin B_{12}, Folsäure und Cholin.

Letzteres gehört in den Bereich der Nervenstoffe, die den typischen mit der Gürtelrose einhergehenden Neuralgien vorbeugen. Hierbei stellt das Cholin einen wichtigen Faktor dar, da es die Herstellung primärer Neurotransmitter unterstützt. Als Beispiel für den Stoff möchte ich auf das Acetylcholin hinweisen. Der Grundstoff Cholin befindet sich in Schweinefleisch oder der Leber eines Rindes. Gleichzeitig nimmst Du es über den Verzehr eines Hühner-Eies ein.

Die Folsäure findest Du im Spinat. Andere Lebensmittel mit relevanten Inhaltsstoffen sind Haferflocken, Erdnüsse und Kirschen. In den Speisen befinden sich ausreichend Zusatzstoffe, um Deinen Organismus zu versorgen und die Abwehrkräfte zu verstärken. Zu einer ausgewogenen Ernährung während der Infektion mit dem Herpes Zoster gehören die grundlegenden Ernährungs-Bausteine, die sich in Form von Fetten, Aminosäuren und Kohlenhydraten zeigen. Für eine zeitnahe Genesung achtest Du darauf, eine ausreichende Menge dieser Substanzen aufzunehmen.

Verlauf der Therapie mit homöopathischen Naturheilmitteln

Bei einer fachmännischen Anwendung der homöopathischen Naturheilmittel brauchst Du keine Komplikationen im Verlauf des Herpes Zoster zu befürchten. Durch die natürlichen Arzneien sorgst Du auf schonende Weise für eine Linderung der typischen Zoster-

Schmerzen und den Symptomen der Infektion. Jedoch besteht die Notwendigkeit, dass Du Dich im Vorfeld über eventuelle Unverträglichkeiten bestimmter Substanzen informierst.

Bei der Gürtelrose leidet Deine Immunabwehr bereits unter einer Schwäche, sodass Du bei einer Allergie überempfindlich reagierst. Daher weise ich deutlich darauf hin, dass auch bei der Homöopathie die Meinung eines Experten, beispielsweise Deines Arztes, einen hohen Stellenwert erhält. Verwendest Du die von mir vorgestellten Arzneien aus der Naturheilkunde oder die von einem Mediziner verschriebenen Medikamente verändert sich in der Regel die Dauer der Erkrankung nur geringfügig.

In beiden Fällen klingt der für die Gürtelrose typische Ausschlag innerhalb von zwei bis drei Wochen ab. Leidest Du an einer strapazierten Immunabwehr, verlängert sich der Zeitraum bis zu der Heilung. Jedoch lösen sich die Verkrustungen auf der Haut spätestens nach sechs Wochen. Durch die natürlichen Substanzen der verschiedenen Heilpflanzen besteht für Dich die Möglichkeit, den Verlauf der Krankheit zu beschleunigen. Das geschieht, wenn Du für das raschere Öffnen der Pusteln und somit für das zeitnahe Abheilen sorgst.

Trotz der Möglichkeit, die durch den Varizella Zoster ausgelöste Infektion zu verkürzen, beachtest Du Deinen allgemeinen Gesundheitszustand. Verwendest Du starke Arzneien und homöopathische Erzeugnisse bei einer geschwächten Immunabwehr, treten im schlimmsten Fall gesundheitliche Probleme auf. Hierbei zeigen sich beispielsweise allgemeine Anzeichen des Unwohlseins, zu denen Krämpfe, Schmerzen und Übelkeit gehören.

Prognose des Herpes Zoster

Benutzt Du die von mir vorgestellten homöopathischen Behandlungs-Methoden mit Bedacht und schonst Deinen Körper, kann es bereits nach fünf bis sieben Tagen zur Heilung kommen. Nach dem ersten Auftreten der Pusteln, öffnen sich diese und beginnen zu verkrusten. Bereits in dem Stadium tritt bei der Vielzahl der Herpes-Zoster-Patienten die Heilung ein. Ausschließlich bei Personen mit einem strapazierten Immunsystem besteht das Risiko einer Zweit-Infektion oder einer Komplikation. Bei 70 Prozent der Gürtelrose-Patienten über dem 60. Lebensjahr erhöht sich die Gefahr, nach der Infektion eine postzosterische Neuralgie zu erleiden. Um eine chronische Belastung der angegriffenen Nervenfasern zu vermeiden, erhält eine zeitnahe Behandlung Priorität. Direkt nach dem Abklingen des Herpes Zoster präsentieren sich die Nervenschmerzen stark, sodass die Betroffenen eine Zweit-Infektion befürchten. Im Gegensatz zu einer typischen Reaktivierung der Erreger kommt es bei der Neuralgie nicht zu einem Ausschlag. Neben älteren Menschen erhöht sich das Risiko der Komplikation bei Personen, die an AIDS oder einer anderen Form der Immunschwäche leiden.

In den meisten Fällen verläuft die Infektion mit den Varizella-Zoster-Viren ohne Schwierigkeiten, sodass sich die Erkrankung als harmlos erweist. Zudem leidet die Mehrzahl der Betroffenen nur einmal im Leben an der Gürtelrose. Damit es nicht zu einer weiteren Reaktivierung der Varizella-Zoster-Viren kommt, nimmst Du ausreichend Vitamin C zu Dir und gönnst Deinem Organismus in Stress-Situationen eine benötigte Ruhepause. Diese Tipps ermöglichen es Dir, einer erneuten Infektion mit den Erregern zu entgehen.

Ein Wort zum Abschluss

Da Du nun am Ende meines Ratgebers angelangt bist, bedanke ich mich für Dein Interesse und hoffe, dass ich Deine Neugier sachlich befriedigen konnte. Damit keine Fragen offenbleiben, wiederhole ich noch einmal, dass die Gürtelrose ausschließlich bei einer vorangegangenen Windpocken-Infektion auftritt.

Jetzt kennst Du die Ursachen und die Anzeichen für den Herpes Zoster und weißt wirklich vieles zur Gürtelrose Erkrankung.
Bitte beachte nochmals unbedingt das dieses Wissen nicht dazu gedacht ist eine eventuelle Behandlung alleine durchzuführen oder Deine Behandlung selbstständig anzupassen.
Gürtelrose ist eine ernstzunehmende Erkrankung, du musst deshalb immer mit deinem Arzt sprechen.

Ich wünsche Dir weiterhin viel Gesundheit und das Ausbleiben einer Reaktivierung der betreffenden Erreger.

Deine Anna Nilsson

Medizinischer Haftungsausschluss:

Diese Informationen sind nach bestem Wissen und Gewissen verfasst und beruhen auf derzeitigen Wissensstand - es handelt sich um allgemeine Informationen, eine Gewähr für deren Richtigkeit wird nicht übernommen. Eine Behandlung und Diagnose bei Verdacht auf Gürtelrose oder andere Erkrankungen ist immer durch einen Arzt durchzuführen. Eine Haftung bei Schäden die durch eine Eigenbehandlung entsteht kann nicht übernommen werden.

Quellennachweis, Literatur:

Innere Medizin 2011 Gerd Herold und Mitarbeiter
Handbuch Infektionen bei Kindern und Jugendlichen/ Hrsg. Deutsche Gesellschaft für Pädiatrische Infektiologie e.V.
Harrisons Innere Medizin. Dt. Ausg. der 17. Aufl. Hrsg. der dt. Ausg. M. Dietel et al. ABW Wiss.-Verl. GmbH, 2009,
www.rki.de/DE/Content/Infekt/EpidBull/Merkblaetter/Ratgeber_Varizellen.htm
Gilderman LI, Lawless JF, Nolen TM, et al. A double-blind, randomized, controlled, Clinical and Vaccine Immunology: CVI
Leung J, Harpaz R, Molinari NA, Jumaan A, Zhou F. Herpes zoster incidence among insured persons in the United States,
Levin MJ. Zoster vaccine. In: Plotkin SA, Orenstein WA, Offit PA, eds. Vaccines. 5th ed. Philadelphia, PA: Saunders Elsevier,

Impressum
Angaben gemäß § 5 TMG
Verantwortlich für den Inhalt nach § 55 Abs. 2 RStV

V.i.S.d.P.
A. Nilsson, M.Foerster

redaktionell Mitwirkende:
Anna Nilsson, Medizinjournalistin
Sebsatian Vigl, Heilpraktiker
Redaktion:
Internet: www.guertelrose-infektion.de
E-Mail: info@guertelrose-infektion.de

Lektorat:
Ernst Anthofer
Petra Bartholome

Herausgeber:
Toorpedo Verlag. M.Foerster
Rosa-Luxemburg-Str.6
02827 Görlitz
Telefon: 03581 845484

Umschlaggestaltung: M.Foerster
Umschlag Bild_zoster: phadungsakphoto / 123RF Lizenzfreie Bilder
www.de.123rf.com/profile_phadungsakphoto

Urhebernachweise:
Innen Bild_zoster:
Urheber: akwit / 123RF Lizenzfreie Bilder
www.de.123rf.com/profile_akwit
Bildnachweis /Lizenz Bild1: Urheber© rob3000 - Fotolia.com
Bildnachweis /Lizenz Bild2: Urheber© PhotoSG – Fotolia.com
Bildnachweis /Lizenz Bild22: phadungsakphoto / 123RF.com
Bildnachweis /Lizenz Bild23: racorn / 123RF.com
Bildnachweis /Lizenz Bild24: © Alila Medical Media, fotolia.com
Bildnachweis /Lizenz Bild25: © rob3000 - Fotolia.com

Literatur im Internet:

http://www.guertelrose-infektion.de/

http://www.netdoktor.de/krankheiten/guertelrose/
http://www.vitanet.de/krankheiten-symptome/guertelrose/ursachen-risikofaktoren
http://www.netdoktor.de/krankheiten/guertelrose/symptome/
https://de.wikipedia.org/wiki/Herpes_Zoster#Diagnose_und_Differentialdiagnose
http://www.netdoktor.de/krankheiten/guertelrose/behandlung/
http://www.naturheilmagazin.de/natuerlich-heilen/krankheiten-a-bis-z/herpes-zoster.html
http://www.homoeopathiewelt.com/indikationen/guertelrose-herpes_zoster/
https://www.dr-gumpert.de/html/homoeopathie_herpes_zoster.html
http://www.homoeopathie-homoeopathisch.de/homoeopathie-rezepte/guertelrose---herpes-zoster.shtml
http://www.homoeopathie-luzern.ch/homoeopathie-luzern/de/hom/behandlung/krankheiten/guertelrose.htm
http://www.chemotherapie-journal.de/uploads/media/CTJ_2002_05_Zoster.pdf
https://de.wikipedia.org/wiki/Immundefekt
http://www.ncbi.nlm.nih.gov/pmc/articles/PMC1898279/
http://www.ncbi.nlm.nih.gov/pubmed/16329548
http://www.enzyklopaedie-dermatologie.de/artikel?id=4428
http://www.ncbi.nlm.nih.gov/pubmed/10919899

23862505R00096

Printed in Poland
by Amazon Fulfillment
Poland Sp. z o.o., Wrocław